普通高等学校"十四五"规划医学检验技术专业特色教材

供医学检验技术等专业使用

临床免疫学检验技术实验指导

主　编　刘晓霞　徐广贤

副主编　高荣升　张从胜　宋传旺　刘爱平

编　者　(以姓氏笔画为序)

王雪玲　河北工程大学

刘爱平　佛山科学技术学院

刘晓霞　河北工程大学

李海侠　南方医科大学南方医院

吴俐莎　成都中医药大学

汪光蓉　川北医学院

宋传旺　蚌埠医学院

张从胜　河北北方学院

张美英　包头医学院

贾晓晖　河北北方学院

徐广贤　宁夏医科大学

高荣升　佳木斯大学

谢闺娥　广州医科大学

U0362823

华中科技大学出版社
http://www.hustp.com
中国·武汉

内容简介

本书是普通高等学校"十四五"规划医学检验技术专业特色教材。

本书包括验证性实验、综合性实验和免疫技术在临床上的应用三部分。验证性实验旨在培养学生的基本操作技能,在经典的免疫学实验的基础上,增加了酶联免疫斑点试验、电化学发光免疫测定和荧光免疫技术等。综合性实验旨在培养学生的综合素质和融会贯通的能力,包括多克隆抗体的制备及纯化和淋巴细胞功能检测等。免疫技术在临床上的应用部分旨在加强学生的应用能力,以及分析问题和解决问题的能力,促使其与临床无缝接轨。

本书主要供高等医药院校医学检验技术等专业使用。

图书在版编目(CIP)数据

临床免疫学检验技术实验指导/刘晓霞,徐广贤主编.—武汉:华中科技大学出版社,2021.1(2024.8重印)
ISBN 978-7-5680-6847-5

Ⅰ.①临…　Ⅱ.①刘…　②徐…　Ⅲ.①免疫学-医学检验-高等学校-教学参考资料　Ⅳ.①R446.6

中国版本图书馆 CIP 数据核字(2021)第 019458 号

临床免疫学检验技术实验指导
Linchuang Mianyixue Jianyan Jishu Shiyan Zhidao

刘晓霞　徐广贤　主编

策划编辑:荣　静
责任编辑:荣　静
封面设计:原色设计
责任校对:刘　竣
责任监印:周治超
出版发行:华中科技大学出版社(中国·武汉)　　　电话:(027)81321913
　　　　　武汉市东湖新技术开发区华工科技园　　　邮编:430223
录　　排:华中科技大学惠友文印中心
印　　刷:武汉开心印印刷有限公司
开　　本:889mm×1194mm　1/16
印　　张:7.5　插页:1
字　　数:166千字
版　　次:2024 年 8 月第 1 版第 5 次印刷
定　　价:32.00 元

普通高等学校"十四五"规划医学检验技术专业特色教材建设指导委员会

主 任 委 员 徐克前　康熙雄

副主任委员 岳保红　龚道元　周芙玲　王小林　赵建宏　贾天军　李玉云

编　　委（按姓氏笔画排序）

王小林	北京大学医学部	岳保红	郑州大学
王俊利	右江民族医学院	周芙玲	武汉大学
权志博	陕西中医药大学	郑文芝	海南医学院
吕厚东	济宁医学院	赵建宏	河北医科大学
任伟宏	河南中医药大学	胡志坚	九江学院
伊正君	潍坊医学院	袁忠海	吉林医药学院
闫海润	牡丹江医学院	贾天军	河北北方学院
纪爱芳	长治医学院	徐　霞	广州医科大学
李玉云	蚌埠医学院	徐广贤	宁夏医科大学
李树平	湖南医药学院	徐克前	中南大学湘雅医学院
余　蓉	成都中医药大学	徐菲莉	新疆医科大学
张式鸿	中山大学	高荣升	佳木斯大学
张红艳	河北工程大学	陶华林	西南医科大学
陈大鹏	重庆医科大学	黄泽智	邵阳学院
林东红	福建医科大学	龚道元	佛山科学技术学院
欧阳丹明	湘南学院	康熙雄	首都医科大学

总序

ZONGXU

近年来,随着科学技术的进步、大量先进仪器和技术的采用,医学检验得到飞速的发展。各种新的检验技术不断涌现,对临床疾病的诊疗越来越重要,作用越来越突出,为人类疾病的诊断、治疗监测、预后判断提供大量新的实验室监测指标。据统计,临床实验室提供的医学检验信息占患者全部诊疗信息的60%以上,医学检验已成为医疗的重要组成部分,被称为临床医学中的"侦察兵"。

《国家中长期教育改革和发展规划纲要(2010—2020年)》《国家中长期人才发展规划纲要(2010—2020年)》要求全面提高高等教育水平和人才培养质量,以更好地满足我国经济社会发展和创新型国家建设的需要。根据《教育部关于进一步深化本科教学改革 全面提高教学质量的若干意见》,在教材建设过程中,教育部鼓励编写、出版适应不同类型高等学校教学需要的不同风格和特色的教材;积极推进高等学校与行业合作编写教材;鼓励编写和出版不同载体和不同形式的教材,包括纸质教材和数字化教材。2012年教育部制定的新本科专业目录中,将医学检验专业更名为医学检验技术专业,学制由五年改为四年。

为了更好地适应医学检验技术专业的教学发展和需求,体现最新的教学理念和特色,在认真、广泛调研的基础上,在医学检验技术专业教学指导委员会相关领导和专家的指导和支持下,华中科技大学出版社组织了全国40多所医药院校的200多位老师参加了本套教材的编写。本套教材由国家级重点学科的教学团队引领,副教授及以上职称的老师占80%,教龄在20年以上的老师占72%。教材编写过程中,全体参编人员进行了充分的研讨,各参编单位高度重视并大力支持教材的编写工作,各主编及参编人员付出了辛勤的劳动,确保了本套教材的编写质量。

本套教材着重突出以下特点:

(1)教材定位准确,体现最新教学理念,反映最新教学成果。紧密联系最新的教学大纲和临床实践,注重基础理论和临床实践相结合,体现高素质复合型人才培养的要求。

(2)适应新世纪医学教育模式的要求,注重学生的临床实践技能、初步科研能力和创新能力的培养。突出实用性和针对性,以临床应用为导向,同时反映相关学科的前沿知识和发展趋势。

(3)以问题为导向,导入临床案例。通过案例与问题激发学生学习的热情,以学生为中心,以利于学生主动学习。

（4）纸质与数字融合发展。全套教材采用全新编写模式，以扫描二维码形式帮助老师及学生在移动终端共享优质配套网络资源，通过使用华中科技大学出版社数字化教学资源平台将移动互联、网络增值、慕课等新的教学理念和学习方式融入教材建设中，开发多媒体教材、数字化教材等新媒体教材形式。

本套教材得到了教育部高等学校医学技术类专业教学指导委员会和中国医师协会检验医师分会相关领导和专家，以及各院校的大力支持与高度关注，我们衷心希望这套教材能为高等医药院校医学检验技术专业教学及人才培养做出应有的贡献。我们也相信这套教材在使用过程中，通过教学实践的检验和实际问题的解决，能不断得到改进、完善和提高。

普通高等学校"十四五"规划医学检验技术专业特色教材

建设指导委员会

前言

QIANYAN

本书是与普通高等学校"十四五"规划医学检验技术专业特色教材《临床免疫学检验技术》配套的实验教材,适用于四年制的医学检验技术本科专业。本书继续坚持"三基"(基本理论、基本知识、基本技能)、"五性"(思想性、科学性、先进性、启发性、适用性)、"三特定"(特定的对象、特定的要求、特定的限制)的原则,以该专业本科培养目标和最新教学大纲为依据,与临床检验的实际工作相结合,达到既反映免疫学的新技术、新方法,又加强免疫学基本理论、基本实验技术的学习的目的。本书的主要内容包括临床免疫学检验的基本实验技术、临床常用的实验项目和比较前沿的实验项目等。

本书包括验证性实验、综合性实验和免疫技术在临床上的应用三部分。验证性实验旨在培养学生的基本操作技能,在经典的免疫学实验的基础上,增加了酶联免疫斑点试验、电化学发光免疫测定和荧光免疫技术等。综合性实验旨在培养学生的综合素质和融会贯通的能力,包括多克隆抗体的制备及纯化和淋巴细胞功能检测等。免疫技术在临床上的应用部分旨在加强学生的应用能力,以及分析问题和解决问题的能力,促使其与临床无缝接轨。

本书编者由来自全国十多所高等医学院校、在教学和科研第一线的专家组成,他们具有丰富的教学经验和卓越的教材编写能力。经过各位编者认真撰写,主编、副主编全面细致的审阅,大家齐心合力完成了编写任务,故本书的完成是全体编者通力合作的结果。在编写过程中河北工程大学医学院陈育民教授给予了许多宝贵的意见,在此向陈育民教授表示衷心的感谢。

由于医学检验技术发展十分迅速,日新月异,编者水平有限,编写内容难免存在疏漏之处,恳请读者批评指正,也衷心希望广大师生在教学实践中对本书提出宝贵意见。

编　者

目录

MULU

第一篇　验证性实验

第二篇　综合性实验

第三篇　免疫技术在临床上的应用

第一篇

验证性实验

第一章　凝集反应

凝集反应（agglutination）是指细菌、螺旋体和红细胞等天然颗粒性抗原或吸附于非免疫相关的颗粒性载体上的可溶性抗原（或抗体），与相应抗体（或抗原）特异性结合，在适当电解质存在下，二者比例恰当时，出现肉眼可见的凝集现象。凝集试验由于方法简便、结果直观、灵敏度高，已成为常用的免疫学试验之一，广泛应用于临床检验。常用的技术类型有直接凝集试验、间接凝集试验和抗球蛋白试验。

实验一　直接凝集试验

直接凝集试验（direct agglutination test）是指细菌、螺旋体和红细胞等天然颗粒性抗原，在适当电解质参与下，直接与相应抗体特异性结合，出现肉眼可见的凝集现象。根据检测方法不同，直接凝集试验可分为玻片凝集试验和试管凝集试验两种。

一、玻片凝集试验

【实验目的】

掌握玻片凝集试验的原理、方法和结果判定；熟悉临床应用范围及方法学评价。

【实验原理】

玻片凝集试验（slide agglutination test）是指在玻片上，颗粒性抗原与相应抗体在适宜条件下反应，出现肉眼可见的凝集物。玻片凝集试验属于定性试验，常用已知抗体直接检测未知的颗粒性抗原。本试验以检测细菌抗原为例。

【实验材料】

1. 待检样本　OX_{19} 变形杆菌 $18\sim24\ h$ 琼脂斜面培养物。

2. 诊断血清　OX_{19} 变形杆菌诊断血清，用时按说明书用生理盐水进行适当稀释。

3. 对照　生理盐水。

4. 器材　玻片、接种环、滴管、酒精灯等。

【实验方法】

1. 加样　于洁净玻片一端加诊断血清 1 滴，另一端加生理盐水 1 滴作为对照。

2. 加 OX_{19} 变形杆菌培养物　用无菌接种环挑取 OX_{19} 变形杆菌培养物，分别混于生理盐水及诊断血清中，充分混匀。

3. **观察结果** 室温下静置数分钟,观察结果。

【结果判定】

1. **生理盐水对照** 不发生凝集,为均匀混浊的乳状液。

2. **阳性结果** 在诊断血清中,混悬液由混浊变澄清,并出现肉眼可见的凝集物。

3. **阴性结果** 在诊断血清中,与生理盐水对照相同。

【注意事项】

(1) 玻片应洁净、干燥,以防止和减少非特异性凝集。

(2) 每一待检菌检测均需做生理盐水对照,如对照出现凝集物则表示细菌(粗糙型)发生自凝,本次试验结果无效。

(3) 在玻片两端涂布混合细菌时,应先将细菌涂布于生理盐水侧,再涂布于诊断血清侧,以免将血清带入生理盐水中。

(4) 判定结果时,必须防止干燥,涂布面积不要过大。

(5) 试验后的细菌仍有传染性,应将玻片及时放入消毒缸内。

【方法学评价】

玻片凝集试验操作简便、反应迅速,为定性试验,但灵敏度较低。

【实际应用】

玻片凝集试验常用于从患者标本中分离所得的菌种的分型或鉴定;还可检测患者血清中有无相应的抗体,阳性者可再做试管凝集试验测定其效价;也可用于红细胞 ABO 血型的鉴定。

【思考题】

(1) 玻片凝集试验一般是检测抗原还是抗体?

(2) 请设计玻片凝集试验鉴定 ABO 血型的方法。

二、试管凝集试验

【实验目的】

掌握试管凝集试验的原理、方法、结果判定和血清倍比稀释方法;熟悉临床应用范围和方法学评价。

【实验原理】

试管凝集试验(tube agglutination test)为半定量试验方法。通常用标准定量的已知抗原作为诊断试剂,在试管内与一系列经倍比稀释的待检血清混合,静置保温一定时间后,根据各管的凝集程度,判断待检血清中有无相应的抗体及抗体的效价(滴度),常用于抗体的半定量检测。试管凝集试验包括试管法和微量滴定板法。本试验以试管法检测血清中伤寒沙门菌抗体效价为例。

【实验材料】

1. **待检血清** 用生理盐水 1：10 稀释(1 份血清加入 9 份生理盐水中)。

2. 诊断菌液 伤寒沙门菌 H 或 O 菌液,10 亿/毫升(用 McFarland 标准比浊管测定细菌含量)。

3. 稀释液 生理盐水。

4. 器材 37 ℃水浴箱、试管、试管架、1 mL 吸管、5 mL 吸管等。

【实验方法】

1. 试管编号 取 8 支洁净试管排列于试管架上,依次编号 1~8。

2. 倍比稀释待检血清 各管均加入生理盐水 0.5 mL。吸取 1:10 稀释的待检血清 0.5 mL 加入第 1 管,混匀后吸取 0.5 mL 加入第 2 管,混匀,再从第 2 管吸取 0.5 mL 加入第 3 管,同法依次稀释至第 7 管,混匀后从第 7 管吸出 0.5 mL 弃去。第 8 管不加血清作为生理盐水对照。至此第 1~7 管的稀释度依次为 1:20、1:40、1:80、1:160、1:320、1:640、1:1280。这种稀释方法为倍比稀释法(表 1-1)。

3. 加诊断菌液 每管各加入诊断菌液 0.5 mL,此时每管血清稀释度又增加 1 倍,分别为 1:40、1:80、1:160、1:320、1:640、1:1280、1:2560。操作程序见表 1-1。

4. 孵育 各管混匀后置于室温或 37 ℃孵育 18~24 h。

5. 观察结果 取出试管架,不要振荡,先观察第 8 管(生理盐水对照管),应不发生凝集,再依次观察各管凝集情况。在暗背景下,手持试管对光观察试管内液体混浊度及管底凝集物,再轻摇试管或用手指轻弹管壁使凝集物悬浮,最后对比对照管,根据上清液的透明度和凝集块的大小,判定反应强度,记录结果。

表 1-1 试管凝集试验操作程序 单位:mL

管号	1	2	3	4	5	6	7	8
生理盐水	0.5	0.5	0.5	0.5	0.5	0.5	0.5	0.5
稀释血清	0.5	0.5	0.5	0.5	0.5	0.5	0.5	弃0.5	—
诊断菌液	0.5	0.5	0.5	0.5	0.5	0.5	0.5	0.5
血清终稀释度	1:40	1:80	1:160	1:320	1:640	1:1280	1:2560	对照

【结果判定】

1. 对照 无凝集现象,管底沉积物呈圆形,边缘整齐,轻摇试管,沉积物分散,均匀混浊。电解质浓度和 pH 不适当等因素可引起抗原的非特异性凝集,故应先观察对照管,如出现非特异性凝集,则本次试验无效。

2. 凝集现象 "O"凝集呈颗粒状,以较坚实凝集片沉于管底,轻摇试管不易浮起,且不易散开;"H"凝集呈棉絮状,以松散大团沉于管底,轻摇试管即浮起,且极易散开。

3. 凝集强度 以"4+、3+、2+、+、-"等符号表示。

"4+":上清液完全透明,细菌全部凝集成块,沉于管底。

"3+":上清液透明度达 75%,大部分细菌凝集成块,沉于管底。

"2+":上清液透明度达50%,约50%的细菌凝集成块,沉于管底。

"+":上清液混浊,透明度仅达25%,仅小部分细菌凝集成块,沉于管底。

"一":液体均匀混浊,无凝集块形成。若静置时间较长,部分细菌沉于管底聚成圆点状,边缘整齐,轻摇后细菌分散呈云雾状升起,很快呈均匀混浊。

4. 抗体效价 一般以出现"2+"凝集的血清最高稀释度作为该血清抗体的效价(滴度)。若第1管仍无凝集现象,应报效价<1:40;若第7管仍呈现"2+"或更强凝集现象,应报效价>1:2560。

5. 参考区间 一般认为未经预防接种,具有诊断意义的凝集效价是O菌液效价>1:180、H菌液效价>1:160,若取双份血清,效价增高4倍以上更具有诊断意义。

【注意事项】

(1)血清倍比稀释应准确加样,避免跳管。

(2)试验用试管应为相同规格。

(3)过期试剂不得使用,不同批次试剂不得混用。

(4)观察结果时,应手持试管在暗背景下透过强光进行观察。切勿先振荡试管,以免破坏试管内上清液的透明度和凝集块的大小与性状而影响结果判定。

(5)抗原、抗体在比例适当时,才出现肉眼可见的凝集现象。一般情况下,随着血清的逐渐稀释,凝集现象越来越弱。如抗体浓度过高,反而会使凝集现象减弱甚至无凝集物形成,此为前带(prozone)现象,须加大抗体稀释度重新试验。

(6)注意温度、pH、电解质、振摇对试验结果的影响。水浴箱的水面不要高出试管内液面,以利于试管内液体的对流,增加抗原与抗体的接触。在水浴前振摇试管,可使抗原、抗体充分混匀,增加抗原、抗体的接触机会。

(7)混合抗体时,需用吸管连续吸取数次。吸液时吸管深入液面下,以防吸进空气。注液时应离开液面,以防产生气泡或使液体溢出试管。

(8)试验结束后将反应板弃于污物桶中,注意生物安全。

【方法学评价】

试管凝集试验是一种经典的半定量凝集试验,操作简便,结果易观察,无需特殊仪器,但灵敏度不高,易受诊断菌液的细菌种类和数量的影响。特异性受诊断菌液不稳定、易自凝的影响。

【实际应用】

试管凝集试验常用于检测血清中有无某种特异性抗体及其效价,以协助临床诊断或流行病学调查。临床上常用的试管凝集试验有诊断伤寒和副伤寒的肥达试验(Widal test)、诊断斑疹伤寒和恙虫病等立克次体病的外斐试验(Weil-Felix test)、诊断布鲁菌病的瑞氏试验(Wright test)和输血前的交叉配血试验等。

【思考题】

(1)什么是前带现象? 如何判断?

（2）何谓效价？决定血清凝集效价高低的因素是什么？

（3）试管凝集试验引起非特异性凝集的因素有哪些？

实验二　间接凝集试验

间接凝集试验（indirect agglutination test）是指将可溶性抗原（或抗体）吸附或偶联在与免疫无关、大小适当的颗粒性载体表面，形成致敏颗粒，再与相应抗体（或抗原）特异性结合，在适当电解质参与下，出现肉眼可见的凝集现象，又称被动凝集试验（passive agglutination test）。根据反应方式不同，间接凝集试验分为正向间接凝集试验、反向间接凝集试验和间接凝集抑制试验；根据载体性质不同，间接凝集试验又可分为间接血凝试验（hemagglutination test）、间接乳凝试验（latex agglutination test）和协同凝集试验（co-agglutination test）。

间接凝集试验既能检测可溶性抗原，也能检测抗体。常用于检测针对细菌、病毒、螺旋体、寄生虫等病原体的抗体，某些自身抗体如类风湿因子、抗核抗体，以及变应原抗体（如青霉素抗体、某些花粉抗体）等。

一、间接乳凝试验

【实验目的】

掌握间接乳凝试验的原理、方法和结果判定；熟悉临床应用范围和方法学评价。

【实验原理】

类风湿因子（rheumatoid factor，RF）是一种以人或动物变性 IgG 的 Fc 片段为靶抗原的自身抗体（也称第二抗体），不与正常人的 IgG 发生凝集反应。RF 有 IgM、IgG、IgA 和 IgE 型，IgM 型是 RF 的主要类型，也是临床免疫检验中最常测定的类型。将处理过的人变性 IgG 与羧化聚苯乙烯胶乳颗粒共价交联，使其吸附于胶乳颗粒载体上，形成致敏胶乳颗粒。当待检血清中有 RF 时，致敏胶乳颗粒上的变性 IgG 与其发生特异性反应，出现凝集现象。

【实验材料】

1. 血清　待检血清、阳性对照血清、阴性对照血清。

2. 诊断试剂　人变性 IgG 致敏胶乳试剂。

3. 稀释液　生理盐水或 pH 8.2 甘氨酸缓冲液。

4. 器材　微量加样器、搅拌棍、黑色反应板等。

【实验方法】

1. 定性试验

（1）试验前准备：将试剂从冰箱取出后平衡至室温（18～25 ℃），轻轻混匀胶乳试剂。

（2）加样：在反应板上设 3 孔（待检血清孔、阳性对照血清孔及阴性对照血清孔），分别加待检血清 20 μL、阳性对照血清及阴性对照血清各 1 滴(约 50 μL)。

(3)加诊断试剂:分别向待检血清、阳性对照血清及阴性对照血清中各加胶乳试剂 1 滴,用搅拌棍充分搅拌或轻轻摇动反应板,2～3 min 后在强光下观察结果。

2. 半定量试验

(1)倍比稀释待检血清:定性试验为阳性时,取 4 支小试管分别加生理盐水 100 μL,在第 1 管中加入待检血清 100 μL,混匀后取 100 μL 加入第 2 管,混匀后取 100 μL 加入第 3 管,同法稀释至第 4 管,各管稀释比例依次为 1:2、1:4、1:8、1:16。操作程序见表 2-1。

表 2-1　间接乳凝半定量试验操作程序

稀释度	1:2	1:4	1:8	1:16
血清	100 μL			
生理盐水	100 μL	100 μL	100 μL	100 μL
		→ 100 μL		
			→ 100 μL	
				→ 100 μL
标本量	20 μL	20 μL	20 μL	20 μL
效价/(U/mL)	40	80	160	320

(2)加样:在反应板上取 6 孔做好标记(不同稀释度的待检血清 4 孔,阴性对照血清、阳性对照血清各 1 孔),分别加入不同稀释度的待检血清各 20 μL,阴性对照血清及阳性对照血清各 1 滴(约 50 μL)。

(3)加诊断试剂:于上述 6 孔中分别加入胶乳试剂各 1 滴,用搅拌棍充分搅拌或轻轻摇动反应板,2～3 min 后在强光下观察结果。

【结果判定】

1. 定性试验

阳性对照(≥20 U/mL):出现细小白色凝集颗粒,周围液体澄清。

阴性对照(<20 U/mL):无凝集,仍为白色的均匀混浊胶乳液。

待检血清:与对照比较判定结果,出现凝集现象为 RF 阳性,不出现凝集现象为 RF 阴性。

2. 半定量试验

凝集效价:以出现凝集现象的血清最高稀释度为 RF 的效价。

3. 参考区间　正常人血清 RF:阴性(<20 U/mL)。

【注意事项】

(1)血清标本应新鲜,储存于 2～8 ℃,48 h 内使用,时间过长须置于 −20 ℃保存。不得使用血浆。

(2)试剂应置于 4 ℃保存,受热会导致试剂阳性率偏高,严禁冷冻。试验前需取出试剂平衡至室温,用时摇匀。不同批次试剂不得混用。

（3）搅拌或摇晃反应板应轻柔,防止不同反应孔内反应液溢流相混而发生交叉污染。

（4）搅拌棍勿混用,以免交叉污染。

（5）加样时应垂直滴加,尽量保证液滴大小一致。

（6）若阴性对照出现凝集现象,则表示胶乳试剂有质量问题,不能使用,本次试验无效。

（7）试验结束后将反应板弃于污物桶中,注意生物安全。

【方法学评价】

间接乳凝试验可定量或半定量,操作简便,快速,无需特殊仪器,灵敏度高,结果清晰,容易判断。

【实际应用】

间接乳凝试验在临床上常用于抗链球菌溶血素抗体、C反应蛋白及RF检测,以及多种传染病及寄生虫病的诊断。

间接乳凝试验测定的RF类型为IgM型,常用于类风湿关节炎(rheumatoid arthritis,RA)的辅助诊断。RA患者的RF阳性检出率为75%,RF阳性患者临床表现好转时,试验仍呈阳性,只有少数病例一开始效价就低;RF阳性支持RA的倾向性诊断,如为青年女性,应进一步做RA和风湿热的鉴别诊断;RF不是RA独有的特异性抗体,除RA外,还有多种疾病可检出高效价RF,如系统性红斑狼疮(SLE)、心内膜炎、结核病、梅毒、病毒感染、肾移植等;不超过5%的正常人群呈低效价的阳性,年龄越大效价越高,多次注射疫苗和输血者效价亦可增高。RF阴性不能排除RA,有部分RA患者血清RF一直阴性,这类患者关节滑膜炎轻微,很少发展为关节外类风湿疾病。

【思考题】

（1）间接乳凝试验检测RF的原理是什么?

（2）RF常属于何种抗体类型? 由何种自身抗原诱导产生?

（3）RF对类风湿关节炎患者是否具有特异性? RF可作为诊断类风湿关节炎的唯一标准吗?

二、间接凝集抑制试验

【实验目的】

掌握间接凝集抑制试验的原理、方法和结果判定;熟悉临床应用范围和方法学评价。

【实验原理】

孕妇尿液中可检测出人绒毛膜促性腺激素(human chorionic gonadotropin,HCG),正常人尿液中则无。如待检尿液中含有HCG,其先与已知抗HCG抗体结合,从而抑制抗HCG抗体与随后加入的吸附在胶乳颗粒上的HCG抗原结合,即胶乳凝集被抑制而不出现凝集现象,结果为阳性;反之,如待检尿液中不含HCG,将抗HCG抗体加入待检尿液中时,因抗HCG抗体未被消耗,则与随后加入的胶乳HCG抗原结合,出现胶乳凝集现象,结果为阴性。

NOTE

【实验材料】

1. 待检样本 待检尿液。

2. 阳性对照 孕妇尿液。

3. 阴性对照 正常尿液。

4. 诊断血清 兔抗人 HCG 免疫血清。

5. 诊断试剂 胶乳试剂(HCG 致敏的聚苯乙烯胶乳颗粒)。

6. 器材 黑色反应板、毛细滴管、搅拌棍等。

【实验方法】

1. 标记 在黑色反应板上取 3 格,做好标记。

2. 加样 用毛细滴管分别加待检尿液、阳性对照、阴性对照各 1 滴(50 μL)。

3. 加诊断血清 于上述 3 格中各加诊断血清 1 滴(50 μL),分别用搅拌棍混匀后,在实验台上轻轻摇动 1 min。

4. 加诊断试剂 于上述 3 格中各加胶乳试剂 1 滴(50 μL),分别用搅拌棍混匀后,连续摇动 2～3 min,观察结果。间接凝集抑制试验操作程序见表 2-2。

表 2-2　间接凝集抑制试验操作程序

项目	待检尿液孔	阳性对照孔	阴性对照孔
待检尿液	1 滴	—	—
阳性对照	—	1 滴	—
阴性对照	—	—	1 滴
诊断血清	1 滴	1 滴	1 滴
胶乳试剂	1 滴	1 滴	1 滴
现象	凝集/不凝集	不凝集	凝集
结果	非妊娠尿/妊娠尿	阳性对照	阴性对照

【结果判定】

1. 阴性对照 出现明显均匀一致的凝集颗粒,液体澄清,否则试验无效。

2. 阳性对照 呈均匀一致的胶乳状,无凝集颗粒出现。

3. 待检尿液 与阳性、阴性对照对比,出现凝集颗粒为阴性,即 HCG 阴性,为非妊娠尿;不出现凝集颗粒,即 HCG 阳性,为妊娠尿。

【注意事项】

(1) 晨尿中的 HCG 含量最高,检出率较高,因此待检尿液以晨尿为好。若不及时检测,应将待检尿液置于 4 ℃冰箱保存;24 h 后检测的标本,应置于 −20 ℃保存备用,用前先置于 37 ℃水浴融化并充分混匀。样品中若含血细胞或较多蛋白质和细菌则不宜使用。

(2) 试剂应于 4 ℃保存,切勿冻存。使用前提前取出平衡至室温。试剂应在有效期内使用,用前应摇匀。

（3）加样时应垂直滴加，所加液滴应大小一致。

（4）观察结果时应置于黑色背景下，在强光下观察。

（5）勿混用滴管、搅拌棍等，避免交叉污染。

（6）试验结束后将反应板弃于污物桶中，注意生物安全。

【方法学评价】

间接凝集抑制试验是一种定性试验，检测 HCG 简便、快速、特异性强；阳性、阴性结果的符合率分别为 100% 和 98.3%；但灵敏度较低，约为 2500 U/mL，最早检出阳性的时间约为停经后 40 天。各种药物及尿中成分不引起假阳性反应。

【实际应用】

间接凝集抑制试验常用于某些传染病的辅助诊断或妊娠早期 HCG 的诊断。此外，以红细胞作为载体的间接凝集抑制试验可用于检测纤维蛋白、纤维蛋白原、血浆蛋白溶血酶原等来诊断某些凝血系统疾病，还可用于血液中某些激素的测定。

【思考题】

（1）待检尿液无凝集，为什么表示 HCG 阳性？

（2）滴加诊断血清后为什么要摇匀？

（3）间接凝集抑制试验中载体起何作用？

实验三 抗球蛋白试验

抗球蛋白试验（antiglobulin test）又称 Coombs 试验，是检测抗红细胞不完全抗体的一种经典试验。机体受某些抗原刺激后，可产生不完全抗体，这类抗体多为 7S 的 IgG 单价抗体，体积小、长度短（2.5 nm×105 nm），只能与 1 个红细胞上的抗原决定簇结合，不能同时与 2 个红细胞上的抗原决定簇结合，因此不出现肉眼可见的凝集反应。抗球蛋白试验利用抗球蛋白抗体（将人球蛋白注入异种动物诱导产生，又称 Coombs 试剂）作为第二抗体起到桥梁作用，连接与红细胞表面抗原结合的特异性抗体，使红细胞出现凝集。根据检测对象不同，该试验分为直接 Coombs 试验和间接 Coombs 试验。

一、直接 Coombs 试验

【实验目的】

掌握直接 Coombs 试验的原理、方法和结果判定；熟悉临床应用范围和方法学评价。

【实验原理】

直接 Coombs 试验用于检测红细胞表面是否结合不完全抗体或补体。直接将抗球蛋白抗体加至红细胞悬液中，可使在体内已结合不完全抗体的红细胞（即致敏红细胞）发生凝集。可用玻片法做定性分析,也可用试管法做半定量分析。

【实验材料】

1. 待检样本 待检红细胞悬液(5%)(生理盐水洗涤 3 次,2000 r/min 离心,每次 5 min,最后一次离心后弃上清液,取 1 体积压积红细胞加入 19 体积生理盐水,配成 5%红细胞悬液)。

2. 阳性对照 1 份市售抗 Rh(D)试剂(效价≥1∶8)+1 份 Rh(D)阳性 O 型红细胞混匀,37 ℃水浴溶解 30 min,用生理盐水配成 5%红细胞悬液,当天使用。

3. 阴性对照 正常人 O 型红细胞悬液(5%)。

4. 诊断试剂 抗人球蛋白血清等。

5. 其他 生理盐水等。

6. 器材 试管、滴管、离心机、37 ℃水浴箱等。

【实验方法】

1. 标记 取 3 支干燥试管,分别标记为待检样本管、阳性对照管及阴性对照管。

2. 加样 分别加入待检样本、阳性对照及阴性对照的 5%红细胞悬液各 1 滴。

3. 加诊断试剂 在上述 3 管中各加入 1 滴抗人球蛋白血清,轻轻混匀。操作程序见表3-1。

表 3-1　直接 Coombs 试验操作程序

反应物	待检样本管	阳性对照管	阴性对照管
待检样本	1 滴	—	—
阳性对照	—	1 滴	—
阴性对照	—	—	1 滴
抗人球蛋白血清	1 滴	1 滴	1 滴

4. 离心观察 将上述 3 支试管于 1000 r/min 离心 1 min。轻轻摇动试管,观察管底凝集情况。

【结果判定】

1. 阴性对照 无凝集。

2. 阳性对照 出现明显凝集。

3. 待检样本 出现红细胞凝集,结果为阳性,表示红细胞上已结合相应的不完全抗体;红细胞不凝集,结果为阴性,表示红细胞上没有结合相应的不完全抗体。

【注意事项】

(1)血液标本应在采集当天检测,延迟或中途停止可使不完全抗体从红细胞上脱落,导致假阴性。

(2)若阴性对照管出现红细胞凝集,本次试验无效。

(3)红细胞应充分洗涤,防止样本中微量残留未结合的球蛋白或红细胞悬液中混杂的血清蛋白中和抗人球蛋白血清,出现假阴性。

（4）红细胞洗涤应迅速，生理盐水要足量且用力冲入管底，使压积于管底的红细胞松离，除去红细胞悬液中混杂的血清蛋白。切勿用手指堵住管口，颠倒混匀，防止手部皮肤的蛋白质污染待检样本。

（5）离心力及时间一般以能使阳性对照管出现明显凝集的最小离心力和最短时间为宜。离心过度，红细胞不易散开，可能导致假阳性。

（6）红细胞上吸附抗体太少或 Coombs 试验阴性的自身免疫性溶血性贫血患者（由 IgM 或 IgA 介导），直接 Coombs 试验可能呈假阴性。

（7）阴性结果应核实，即在该管中再加 1 滴抗 Rh(D) 致敏红细胞，如结果为阳性，表示该管内抗人球蛋白血清未被消耗，阴性结果可靠。

（8）试剂中含有 0.1% 叠氮化钠，若进入人体会引起中毒。

【方法学评价】

直接 Coombs 试验操作简便、灵敏度高，但用在抗体筛选和相容性试验中存在一定局限性。

【实际应用】

直接 Coombs 试验常用于胎儿有核红细胞增多症、新生儿溶血症、自身免疫性溶血性贫血、药物诱发的溶血性贫血、特发性自身免疫性贫血以及溶血性输血反应等疾病的检测。不能凭该试验结果确诊疾病，仅能帮助鉴定溶血是否有免疫基础，以及免疫性溶血性贫血的类型，辅助临床诊治。

【思考题】

（1）直接 Coombs 试验在什么情况下会出现假阳性或假阴性结果？

（2）直接 Coombs 试验的影响因素有哪些？

（3）直接 Coombs 试验为何要求红细胞必须充分洗涤？

二、间接 Coombs 试验

【实验目的】

掌握间接 Coombs 试验的原理、方法和结果判定；熟悉其临床应用范围和方法学评价。

【实验原理】

间接 Coombs 试验是用于检测游离于血清中的不完全抗体或补体，或用已知免疫血清检测红细胞上的相应抗原。将待检血清标本与 Rh(D) 阳性 O 型正常人红细胞混合孵育，若待检血清中含有相应不完全抗体，可使红细胞致敏，再加入抗球蛋白抗体，即可出现肉眼可见的红细胞凝集现象。

【实验材料】

1. 待检样本　待检血清样本（或已知抗体血清）。

2. 阳性对照　抗 Rh(D) 血清。

3. 阴性对照　AB 型血清。

4. 诊断试剂　5%已知抗原的红细胞悬液(或5%待检红细胞悬液)、5% Rh(D)阳性红细胞悬液、抗人球蛋白血清。

5. 其他　生理盐水等。

6. 器材　试管、滴管、离心机、37 ℃水浴箱等。

【实验方法】

1. 标记　取干燥洁净试管3支,分别标记为待检血清管、阳性对照管及阴性对照管。

2. 加样　于待检血清管中加入待检血清(或已知抗体血清)2滴及5%已知抗原的红细胞悬液(或5%待检红细胞悬液)1滴;于阳性对照管中加入抗 Rh(D)血清2滴及5% Rh(D)阳性红细胞悬液1滴;于阴性对照管中加入 AB 型血清2滴及5% Rh(D)阳性红细胞悬液1滴。操作程序见表3-2。

表 3-2　间接 Coombs 试验操作程序

反应物	待检血清管	阳性对照管	阴性对照管
血清(已知或待检)	2滴	—	—
5%红细胞悬液(待检或已知)	1滴	—	—
抗 Rh(D)血清	—	2滴	—
AB 型血清	—	—	2滴
5% Rh(D)阳性红细胞悬液	—	1滴	1滴
抗人球蛋白血清	2滴	2滴	2滴

3. 孵育洗涤　充分混匀,于37 ℃水浴中孵育1 h。用生理盐水洗涤3次,末次洗涤后,将上清液除尽,并用滤纸将附着于管口的生理盐水吸尽。

4. 配制悬液　每管依次加入生理盐水1滴,混匀成红细胞悬液。

5. 加抗人球蛋白血清　在上述3管中加入抗人球蛋白血清2滴,混匀。

6. 离心观察　将上述3管于1000 r/min 离心1 min。轻轻摇动试管,观察管底凝集情况。

【结果判定】

1. 定性检测

(1)阴性对照:无凝集。

(2)阳性对照:出现明显凝集。

(3)待检血清样本:出现红细胞凝集,结果为阳性,表示血清中含有相应的不完全抗体;红细胞不凝集,结果为阴性,表示血清中没有相应的不完全抗体。

2. 测定效价　如待检血清中有不完全抗体,可将待检血清用生理盐水进行倍比稀释,进行效价测定。

【注意事项】

(1)抗体吸附在相应红细胞上的程度与致敏时间有关。37 ℃水浴条件下如致敏1 h,血清中75%的抗体可吸附于红细胞,如致敏2 h,则抗体吸附达95%。如以低离子强度盐溶液(LS)

代替生理盐水配制 5％红细胞悬液,可大大缩短致敏时间,多数抗体致敏时间为 15～30 min。

(2) 其余参见直接 Coombs 试验。

【方法学评价】

间接 Coombs 试验操作程序繁杂、费时,且只能用于部分特殊样本的确证试验,不能用于临床样本的常规检测,在应用上有一定限制。

【实际应用】

间接 Coombs 试验多用于检测母体 Rh(D)抗体,及早发现和避免新生儿溶血症的发生,凡用酶法或其他方法检测红细胞为"Rh(D)"阴性,必须用本试验加以验证,排除弱 D 型;还可检测因红细胞不相容性输血而产生的血型抗体;亦可用专一特异性的抗人球蛋白血清(抗 IgG、抗 IgA、抗 IgM 和抗补体血清等)分析结合于红细胞上的不完全抗体的 Ig 亚类,进行抗体的检出和鉴定。

【思考题】

(1) 直接 Coombs 试验和间接 Coombs 试验有何异同?

(2) 请设计用间接 Coombs 试验来检测红细胞上是否有相应抗原的方法。

(3) 抗球蛋白试验中,抗球蛋白抗体起何作用?

(吴俐莎)

第二章　沉淀反应

沉淀反应(precipitation)是指可溶性抗原与相应抗体在电解质存在的条件下发生特异性结合,在二者比例适当时形成肉眼可见的沉淀现象,主要包括凝胶内沉淀反应和液相免疫沉淀反应。本章重点介绍单向免疫扩散试验、双向免疫扩散试验、火箭免疫电泳、对流免疫电泳和免疫电泳试验。

实验四　单向免疫扩散试验

单向免疫扩散试验(single immunodiffusion assay)是指在抗原、抗体反应时,在琼脂内固定一种成分,使另一种成分发生扩散的试验。单向免疫扩散试验分为试管法和平板法两种,目前常用的是平板法。本试验以平板法为例。

【实验目的】

掌握单向免疫扩散试验的基本原理和操作方法;熟悉标准曲线的制备方法;了解单向免疫扩散试验的应用。

【实验原理】

将一定量抗体混匀于琼脂凝胶内,凝胶孔中加入抗原,抗原向四周呈环状扩散并与凝胶中的抗体发生反应,在抗原与抗体比例合适处形成沉淀环。沉淀环的直径或面积与孔中抗原的浓度呈正相关,可从标准曲线上查出待检样品中抗原的含量。

【实验材料】

1. 抗原　待检人血清、人免疫球蛋白标准品(IgG 含量为 10 mg/mL)。

2. 抗体　羊抗人 IgG 诊断血清(单向免疫扩散试验效价为 1∶60)。

3. 琼脂凝胶　15 g/L 盐水琼脂。

4. 器材　载玻片、三角烧瓶、吸管、微量加样器、打孔器、湿盒、温箱等。

【实验方法】

1. 琼脂凝胶准备　吸取已溶化的 15 g/L 盐水琼脂 59 mL 于三角烧瓶中,置于 56 ℃水浴保温。将预温的羊抗人 IgG 诊断血清 1 mL 与 59 mL 溶化琼脂充分混合,继续于 56 ℃水浴中保温备用。

2. 制板　取混有诊断血清的琼脂液 4 mL 浇注于载玻片上,置于室温冷却凝固。

3. 打孔　待琼脂凝固后,用直径 3 mm 的打孔器打孔,使孔间距为 10～12 mm。

4. 加样 将待检血清用生理盐水做 1∶40 稀释,用微量加样器取稀释血清 10 μL 加入相应的试验孔中。若同时测定多个样品,应做好标记。另取人免疫球蛋白标准品 1 支加 0.5 mL 蒸馏水溶解,用生理盐水按如下比例稀释:1∶10、1∶16、1∶20、1∶32、1∶40。分别用微量加样器取 10 μL 加入相应孔中,用于制备标准曲线。

5. 温育 将加好样的琼脂板放入湿盒内,置 37 ℃温育 24 h,观察结果(图 4-1)。

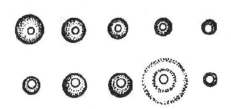

图 4-1　单向免疫扩散试验示意图

注:上排为不同浓度的标准品;下排为患者血清,右 2 为异常病理血清。

【结果判定】

精确测量各试验孔沉淀环的直径,如果沉淀环不太圆,则取最大直径和最小直径的平均值。以各稀释度标准品的沉淀环直径为横坐标,相应孔中 IgG 含量为纵坐标,在半对数纸上绘制标准曲线。从标准曲线上可查得待检血清相应的 IgG 含量,乘以稀释倍数,即为待检血清中 IgG 的实际含量。

【注意事项】

(1)浇制琼脂板时,诊断血清与琼脂要充分混匀,浇板要均匀、平整、薄厚一致,无气泡,布满整张载玻片。

(2)孔要打得圆整光滑,边缘不要破裂,底部勿与载玻片脱离。

(3)诊断血清与溶化琼脂混合时,溶化琼脂的温度要控制在 56 ℃,温度过高会使抗体变性,温度过低会使琼脂凝固,不能浇板或浇板不均匀、不平整。

(4)每批试验均应同步绘制标准曲线,不可一次做成,长期使用。

【方法学评价】

单向免疫扩散试验简便易行,结果稳定可靠,且重复性和线性均可信赖,但灵敏度较低,试验所需时间较长。

【实际应用】

单向免疫扩散试验是一种定量试验,一般用已知抗体测定未知量的相应抗原。临床常用于血清中 IgG、IgM、IgA、补体、白蛋白、蛋白酶等物质的定量测定。

【思考题】

(1)单向免疫扩散试验和双向免疫扩散试验有何区别?

(2)单向免疫扩散试验有哪些影响因素?

实验五　双向免疫扩散试验

双向免疫扩散试验(double immunodiffusion assay)是抗原和抗体在琼脂内各自向对方扩散,在最恰当的比例处形成抗原抗体沉淀线。双向免疫扩散试验可分为试管法和平板法两种,目前常用的是平板法。本试验以平板法为例。

【实验目的】

掌握双向免疫扩散试验的基本原理;熟悉双向免疫扩散试验的操作方法、结果判定和应用。

【实验原理】

可溶性抗原与相应抗体在琼脂凝胶板中相互扩散,彼此相遇后发生特异性结合,在浓度比例合适处出现可见的白色沉淀线。根据沉淀线的位置、形状以及对比关系,可对抗原或抗体进行定性分析。

【实验材料】

1. 抗原　健康人血清,用生理盐水 1∶5、1∶10、1∶20、1∶40 系列倍比稀释。

2. 抗体　羊抗人 IgG 诊断血清。

3. 琼脂凝胶　15 g/L 盐水琼脂。

3. 器材　载玻片、湿盒、吸管、打孔器、微量加样器、温箱等。

【实验方法】

1. 制备琼脂凝胶　取 15 g/L 盐水琼脂,隔水加热煮沸备用。

2. 制板　将洁净载玻片置于水平台上,用 5～10 mL 吸管吸取溶化的琼脂 4.5 mL,浇注于载玻片上。

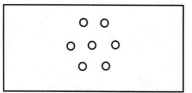

图 5-1　双向免疫扩散试验打孔示意图

3. 打孔　待琼脂凝固后,用直径 3 mm 的打孔器打孔,使孔间距为 4～5 mm,常用的孔分布呈梅花形(图 5-1)。

4. 加样　用微量加样器向中央孔加入羊抗人 IgG 诊断血清 10 μL,周围孔分别加入 10 μL 不同稀释度的抗原。

5. 温育　将加好样的琼脂凝胶板平放于湿盒内,37 ℃温育 24 h,观察结果。

【结果判定】

在抗原抗体孔之间形成白色沉淀线,表明抗原与抗体相对应。以出现沉淀线的健康人血清最高稀释度为人血清 IgG 的扩散效价。

若只有一条沉淀线,提示抗原与抗体只含一种相应的成分;如果是多条,则说明有多种相

—

应的成分。双向免疫扩散试验可出现吻合(完全相同)、相切(部分相同)、相交(完全不同)等结果(图 5-2)。

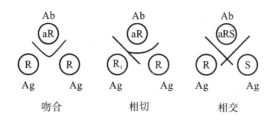

图 5-2 双向免疫扩散试验结果示意图

【注意事项】

(1) 载玻片要清洁,边缘无破损。

(2) 浇制琼脂板时动作要匀速,过快易使琼脂倾至载玻片之外,过慢易导致边加边凝,使琼脂板凹凸不平。

(3) 打孔时避免水平移动,否则易使琼脂板脱离载玻片或琼脂裂开,如此可导致加入的样品顺裂缝或琼脂底部流失。

(4) 加样时应尽量避免产生气泡或加至孔外,以保证结果的准确性。

(5) 37 ℃扩散后,可置于冰箱中一定时间后观察结果,此时沉淀线更加清晰。

【方法学评价】

双向免疫扩散试验可根据沉淀线的位置、数量、形状以及对比关系,对抗原或抗体进行定性分析。该方法简便易行,结果稳定可靠,但试验所需时间较长,且只能定性,不能定量。

【实际应用】

双向免疫扩散试验常用于抗原和抗体的纯度鉴定以及抗体效价测定(图 5-3)。临床上也曾用于诊断和分析某些疾病,如检测 AFP、HBsAg 等。

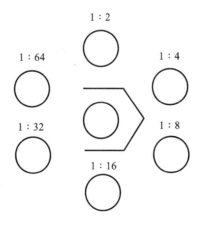

图 5-3 抗体效价滴定示意图

注:中央孔中为抗原,周围为不同稀释度的抗体(效价为 1∶16)。

【思考题】

(1) 双向免疫扩散试验中,相邻两孔的沉淀线如出现吻合、相切或相交现象,分别提示了什

NOTE

么问题？

（2）为什么抗原、抗体要选择适当比例？

实验六 火箭免疫电泳

火箭免疫电泳（rocket immunoelectrophoresis，RIE）是单向免疫扩散与电泳技术相结合的一项定量检测技术，实质上是定向加速的单向免疫扩散试验。

【实验目的】

掌握火箭免疫电泳的基本原理；熟悉火箭免疫电泳的操作程序。

【实验原理】

将含已知定量抗体的琼脂糖浇制成抗体凝胶板，待冷凝后在一端打孔，加入待检样品及不同稀释度的标准抗原。电泳时凝胶中的抗体不移动，样品孔中的抗原向正极泳动，随着抗原量的逐渐减少，抗原抗体复合物形成的沉淀线逐渐变窄，在两者达到适当比例时，形成一个状如火箭的不溶性免疫复合物沉淀峰。抗体浓度固定时，峰的高度与抗原量呈正相关。因此，可根据不同浓度标准抗原沉淀峰绘制的标准曲线，计算出待检抗原的含量。本试验以检测血清 IgA 含量为例。

【实验材料】

1. 抗原 待检血清，用 0.36% 甲醛稀释，静置于室温 30 min 后检测；IgA 标准血清（稀释度应预试，一般取沉淀峰高 10～30 mm 之间的几个浓度，一般不少于 5 个，所得沉淀峰要求峰形尖，边缘清晰，高度适中）。

2. 抗体 抗 IgA。

3. 缓冲液 0.05 mol/L 巴比妥缓冲液（pH 8.6）等。

4. 试剂与器材 琼脂糖、玻璃板（100 mm×60 mm）、吸管、10 μL 微量加样器、打孔器、电泳仪、电泳槽、万用表、适量滤纸或纱布、水浴箱等。

【实验方法】

1. 制备抗体凝胶板

（1）制备 1.2% 巴比妥缓冲琼脂糖：先取 0.85% NaCl 溶液 50 mL 加 1.2 g 琼脂糖隔水溶化，再加 50 mL 0.05 mol/L 巴比妥缓冲液（pH 8.6）继续隔水煮至澄清或于微波炉中溶解至澄清（中火约 3 min）。

（2）制备抗 IgA 琼脂糖凝胶板：待琼脂糖温度降至 56 ℃ 左右时，加入预温的抗 IgA（按效价稀释），摇匀后立即浇板，置于室温凝固。

2. 打孔 在琼脂糖凝胶板的一侧打孔，孔径 3 mm，孔距 2 mm，孔距离边缘 10 mm。

3. 加样 依次加入不同浓度的 IgA 标准血清和待检血清，每孔 10 μL。

4. 电泳 立即将加完样的凝胶板放置在电泳槽上,抗原孔放于阴极侧,电压为 8～10 V/cm(长),或电流为 3～5 mA/cm(宽),电泳 2～4 h,需冷却降温;也可以在电压 2 V/cm(长)或电流 0.5～1 mA/cm(宽)条件下电泳 12～18 h,后者峰形清晰。

5. 观察结果 电泳结束后,关闭电源,取出凝胶板,浸泡于 1 g/L 鞣酸生理盐水中,15 min 后即可见清晰的火箭形沉淀峰;也可进行干燥、染色、脱色处理后观察沉淀峰,并长期保存。

【结果判定】

测量从孔中心到峰尖的高度,以已知抗原的峰高为横坐标,浓度的对数值为纵坐标(对数坐标),在半对数坐标纸上作图,绘制标准曲线。根据待检血清孔的峰高在标准曲线上查出相应 IgA 含量,再乘以待检血清的稀释倍数,即为待检血清 IgA 含量(图 6-1)。

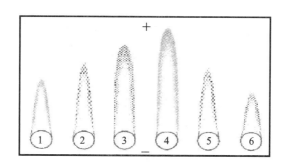

图 6-1　火箭免疫电泳结果示意图

注:1～4 为标准抗原,5～6 为待检标本。

正常成人血清中 IgA 含量为 2 g/L 左右(0.7～3.5 g/L)。

【注意事项】

(1)火箭免疫电泳只适用于在 pH 8.6 以上环境中带有负电荷的蛋白质抗原,IgA、IgG 等在 pH 8.6 条件下净电荷几乎为零,因此要使 IgG、IgA 等在电场中也向正极移动,必须经乙酰化、甲酰化或氨甲酰化处理来增加它们的净负电荷量。

(2)电泳终点时间的确定:电泳时间要看峰的情况,如形成尖形峰,表示无游离抗原,电泳已经完成;如形成圆形峰,前面有云雾状,表示抗原未到终点,应继续电泳。

(3)搭桥时应注意桥宽与琼脂板宽一致,厚度均匀。

(4)标本数量多时应先通电后加样,防止宽底峰形使定量不准,出现拖尾现象。

(5)火箭免疫电泳出现异常现象的原因:①"烟囱现象":形成无顶峰的两条直线,直到琼脂板边缘。原因是抗原过量,应稀释后再电泳。②无沉淀峰:凝胶中抗体比例不合适;电场强度过高;冷却不当等。③出现几个峰形:免疫血清多价;抗原具有部分免疫化学的同一性和电泳的异质性;电泳中途曾停过电。④沉淀峰扭曲:桥和凝胶之间接触不良,凝胶厚度不均一。⑤出现轮廓重叠的峰形:凝胶太厚,上下层电泳速度不一致;因表面蒸发,上层离子强度增大,电泳变慢,而下层正常,速度变快。

【方法学评价】

火箭免疫电泳是一种操作简便、省时、结果重复性好的定量检测方法。检测灵敏度可达

NOTE

0.3 μg/mL。如在抗原样品中加入微量放射性核素,电泳后具有放射性的沉淀带,在暗室中可使胶片感光,此法称为火箭免疫电泳放射自显影,检测灵敏度提高 40~60 倍,达纳克级水平。

【实际应用】

如有相应的特异性免疫血清和标准品,大多数蛋白质均可用该法测定。定量的可靠性取决于免疫血清的质量。

【思考题】

(1) 沉淀峰呈圆形是什么原因?

(2) 如何避免沉淀峰出现拖尾现象?

(3) 使用火箭免疫电泳定量检测 IgG 或 IgA,标本为什么必须先进行甲酰化?

实验七 对流免疫电泳

对流免疫电泳(counter immunoelectrophoresis,CIEP)实质上是将双向免疫扩散与电泳相结合的定向加速的双向免疫扩散技术。

【实验目的】

掌握对流免疫电泳的原理;熟悉对流免疫电泳的操作程序。

【实验原理】

在 pH 8.6 的缓冲液中,多数蛋白质抗原解离带负电荷,在电场中向正极泳动;而抗体大部分属于 IgG,其等电点与环境 pH 接近,故极性基团很少解离;另外,由于抗体分子质量大,在琼脂凝胶中泳动缓慢,同时受电渗的作用,抗体向负极移动,从而实现抗原和抗体在琼脂凝胶中相对运动,在抗原、抗体相遇的最适比例处形成白色沉淀线。本试验以检测血清中 C3 为例。

【实验材料】

1. 抗原 人血清 C3。

2. 抗体 抗 C3 血清(市售)。

3. 缓冲液 0.05 mol/L pH 8.6 巴比妥缓冲液。

4. 1%琼脂 用 0.05 mol/L pH 8.6 的巴比妥缓冲液配制,加热混匀备用。

5. 器材 电泳仪、电泳槽、载玻片、水浴箱、打孔器、吸管、量筒、注射器针头、微量加样器、湿盒、纱布等。

【实验方法】

1. 制备 1%琼脂板

(1) 配制 1%琼脂凝胶:将 1 g 琼脂加至 100 mL 0.05 mol/L pH 8.6 巴比妥缓冲液中溶化至澄清透亮。

(2) 浇板:将载玻片置于水平实验台上,用刻度吸管吸取 3.5~4 mL 溶化的琼脂均匀地加在载玻片上,使其成厚度约为 1.5 mm 的琼脂板。

2. 打孔 待琼脂凝胶凝固后用打孔器打双排孔,孔径 3 mm,两孔间隔 10 mm。

3. 加样 用微量加样器分别将待检抗原样品 10 μL 加在阴极侧孔内,抗体 10 μL 加到阳极侧孔内,加样量与琼脂面相平,不要外溢。

4. 电泳 将琼脂板置于电泳槽内(抗原放于阴极端,抗体放于阳极端),两端贴上浸透电泳缓冲液的 4 层纱布条。通电,调整至电压 5～6 V/cm(长)(恒压)或电流 3～4 mA/cm(宽)(恒流),电泳 30～60 min。

【结果判定】

电泳完毕,关闭电源,取出琼脂板,在黑色背景上方观察,两孔间出现白色沉淀线即为阳性,否则为阴性。

【注意事项】

(1)抗原、抗体两者浓度相近,沉淀线位于抗原抗体孔中间;沉淀线靠近抗体孔,表示抗原浓度高于抗体,抗原浓度越高,沉淀线越靠近抗体孔,甚至超过抗体孔。

(2)电泳时所用电流不宜过大,时间不宜过长,以免蛋白质变性。

(3)搭桥过程中要使滤纸与凝胶充分接触,保证电流均匀,避免沉淀线出现歪斜、变形现象。

(4)如果抗原也是免疫球蛋白,或抗原、抗体的扩散率比较接近,会导致电泳时抗原和抗体向同一个方向泳动,不能形成对流效应。

【方法学评价】

对流免疫电泳操作简便、快速,灵敏度比双向免疫扩散试验高 8～16 倍,可测出的蛋白质浓度低达 1 μg/mL。但该法分辨率低,当多种抗原、抗体同时存在时,形成的沉淀线常常重叠,难以分辨,所以不用该法做某种抗原或抗体组分的免疫化学分析。对流免疫电泳结果示意图见图 7-1。

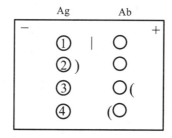

图 7-1 对流免疫电泳结果示意图

【实际应用】

对流免疫电泳常用于某些蛋白质抗原(如 AFP、HBsAg)的定性检测,也可用于抗原的半定量测定,或根据沉淀线的位置、形状对抗原和抗体进行相对浓度的分析。

NOTE

【思考题】

(1) 简述对流免疫电泳的原理。

(2) 对流免疫电泳中,抗体为什么会向负极移动?

实验八　免疫电泳试验

免疫电泳(immunoelectrophoresis)是将免疫扩散和电泳相结合的一种免疫学分析技术。此项技术既有抗原抗体反应的高度特异性,又有电泳分离技术的快速、灵敏和高分辨率,是广泛应用于生物医学领域的一项免疫学基本技术。

【实验目的】

掌握免疫电泳试验的基本原理和操作方法;熟悉免疫电泳试验的应用。

【实验原理】

将蛋白质抗原在琼脂凝胶上进行电泳,样品中不同的抗原成分因所带电荷、分子质量及构型不同,电泳迁移率各异,而被分离成肉眼不可见的若干区带。电泳完毕后,在与电泳方向平行的琼脂槽内加入相应抗体进行双向免疫扩散。分离成区带的各种抗原成分与相应抗体在琼脂中双向扩散,当两者相遇且比例合适时,可形成肉眼可见的弧形沉淀线。根据沉淀线的数量、位置和形状,即可对样品中所含成分的种类及其性质进行分析、鉴定。

【实验材料】

1. 抗原　正常人血清和患者血清。

2. 抗体　兔抗人全血清。

3. 缓冲液　0.05 mol/L pH 8.6 巴比妥缓冲液。

4. 12 g/L 琼脂凝胶　用 0.05 mol/L pH 8.6 巴比妥缓冲液配制,置于 4 ℃冰箱保存备用。

5. 器材　载玻片、吸管、打孔器、毛细滴管、挖槽刀、湿盒、水平台、电泳仪、电泳槽、37 ℃温箱等。

【实验方法】

1. 制备琼脂板　将洁净载玻片置于水平台上,用吸管吸取加热溶化的 12 g/L 琼脂(按 0.16～0.17 mL/cm² 计算琼脂量,使琼脂厚度为 1.6～1.7 mm)加于载玻片上,待凝固后打孔及开槽。中间槽以 2 片间隔 1.5～2.0 mm 的刀片划制。挑去孔内琼脂,槽内琼脂暂不挑出。

2. 加样　先将样品血清以巴比妥缓冲液做 1∶2 稀释,再用毛细滴管(或微量加样器)分别加入两个样品孔中,上孔加入患者血清,下孔加入正常人血清,注意不要外溢。为便于观察样品泳动位置,可在正常人血清中加入微量氨基黑染液,使白蛋白着色,观察染成蓝色的白蛋白的电泳速度和位置。

3. 电泳　以 0.05 mol/L pH 8.6 巴比妥缓冲液为电泳槽缓冲液,将加样后的琼脂板置于电泳槽上,样品孔靠近阴极端,用缓冲液浸湿的双层滤纸搭桥电泳,一般稳定端电压为 80 V,电泳 1.5 h(白蛋白泳动至槽端 1.0 cm)即可。

4. 双扩散 取出电泳完毕后的琼脂板,挑出中间槽内的琼脂,用毛细滴管将兔抗人全血清充满槽内,注意勿外溢。将琼脂板放于湿盒内,水平置于 37 ℃温箱进行双向扩散。8 h 及 24 h 各观察一次并记录结果(或摄影),也可制成染色样品保存。

【结果判定】

观察已分离的各血清成分与相应免疫血清形成的弧形沉淀线。根据样品沉淀线的数量、位置和形状,与已知正常人血清形成的沉淀线比较,可对样品中所含成分的种类及其性质进行分析、鉴定(图 8-1)。

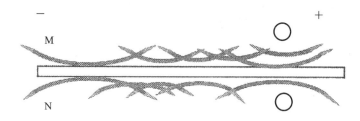

图 8-1 免疫电泳试验结果示意图

注:槽中为兔抗人全血清;M 表示 IgG 骨髓瘤患者血清;N 表示正常人血清。

【注意事项】

(1) 抗原与抗体浓度比例应适当。抗体明显过剩可出现多条同心沉淀弧。抗原明显过剩可使沉淀弧增宽,边缘不清甚至消失。当蛋白质抗原浓度高于 20 g/L 时,应用缓冲液稀释后再进行电泳和扩散。

(2) 所用免疫血清最好是免疫两只或两只以上动物的混合免疫血清,以增加免疫血清的抗体谱。

(3) 浇板时要求厚度均匀,无气泡。打孔挖槽时要求外壁整齐,以防止琼脂破裂。

(4) 扩散过程中需要在不同时间进行结果观察,做好记录或摄影,因抗原明显过剩时,在最初几小时内会出现沉淀弧,扩散时间延长可以消失。对分子质量过小的抗原(如游离 Ig 轻链)要随时观察结果。

(5) 每次电泳后应倒换正、负电极或将两槽缓冲液混合后再使用。

【方法学评价】

免疫电泳试验的突出优点是分辨率高,可鉴定混合物中各组分的数目和性质。但其分辨率受多种因素的影响,如抗原、抗体的比例,免疫血清的抗体谱,缓冲液强度,琼脂质量与浓度和电流、电压等。

【实际应用】

免疫电泳试验可应用于纯化抗原和抗体成分的分析及正常和异常体液蛋白的识别。临床上常用于 M 蛋白血症(如多发性骨髓瘤、巨球蛋白血症、轻链病、重链病等)的诊断与分型。

【思考题】

（1）简述免疫电泳试验的基本原理。

（2）为什么每次电泳后应倒换正、负电极或将两槽缓冲液混合后再使用？

（高荣升）

NOTE

第三章 免疫标记技术

免疫标记技术是指将抗体或抗原用可以微量检测的荧光素、放射性核素、酶、化学发光剂等示踪物进行标记,与相应的抗原或抗体进行反应;并借助相应的精密仪器,对抗原或抗体进行定性或定量测定。免疫标记技术在检测的灵敏度、特异性、精确性及快速性等方面远超过血清学方法。

实验九　荧光免疫技术

荧光免疫技术是指将抗原抗体反应的特异性与荧光技术的灵敏度相结合,对抗原或抗体进行定性、定位或定量检测。荧光免疫技术主要包括荧光抗体技术和荧光免疫测定两部分,其中荧光免疫测定又包括时间分辨荧光免疫测定和荧光偏振免疫测定等。

一、荧光抗体技术

荧光抗体技术主要是指荧光抗体染色技术,即用荧光抗体对细胞、组织切片或其他标本中的抗原或抗体进行鉴定或定位检测,可在荧光显微镜下直接观察结果,又称为免疫荧光显微技术。根据参与的成分和反应的程序不同,荧光抗体染色技术分为直接法、间接法、补体法及双标记法等。本试验以荧光抗体染色技术间接法检测抗核抗体(ANA)为例。

【实验目的】

掌握荧光免疫技术的原理,熟悉其检验方法;了解抗核抗体检测的实际意义。

【实验原理】

荧光抗体染色技术间接法是用荧光素标记的二抗检测抗原或抗体的技术,即抗原首先与一抗结合,然后一抗再与荧光素标记的抗球蛋白抗体(抗抗体,二抗)结合,形成抗原-抗体-荧光素标记抗抗体的复合物,在荧光显微镜下显示特异荧光(图9-1)。本试验将待检血清与核抗原片温育,如果待检血清中含有ANA,会与相应的核抗原结合。在第2次温育时,荧光素标记的抗人抗体与结合在核抗原片上的ANA反应,在荧光显微镜下可观察到抗原片上ANA荧光着染强度和核型。

【实验材料】

1. 抗原片　有商品出售。也可自制小鼠肝细胞印片作为抗原片:将小白鼠断颈处死后取肝,用手术刀片切成平面块,用吸水纸吸干渗出的浆液。将切面轻压于载玻片上,使载玻片上

NOTE

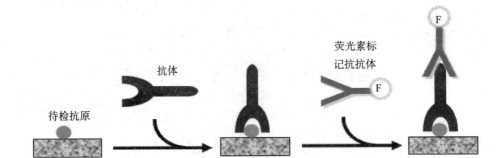

图 9-1　荧光抗体染色技术间接法原理示意图

黏附薄层肝细胞。迅速用风扇吹干,95％乙醇固定,密封于塑料袋内,置冰箱冷冻室保存。

2. 异硫氰酸荧光素(FITC)标记的抗人 IgG　用 0.01 mol/L pH 7.4 磷酸盐缓冲液(PBS)稀释至应用浓度。

3. 对照血清　阳性对照血清、阴性对照血清。

4. 缓冲液　0.01 mol/L pH 7.2 PBS-Tween-20 缓冲液。

5. 封固剂　0.1 mL 磷酸盐缓冲甘油封固剂。

6. 器材　温箱、微量加样器、载玻片、方盒、玻璃缸、试管、盖玻片、荧光显微镜等。

【实验方法】

(1) 取待检血清 50 μL 加于抗原片上,平置于有盖的湿盒内,置于 37 ℃温箱温育 30 min。

(2) 用 PBS-Tween-20 缓冲液冲洗抗原片 1 s,然后立即分别浸入装有 PBS-Tween-20 缓冲液的玻璃缸中,振荡浸洗 5 min,反复漂洗 3 次。

(3) 取出抗原片,在 5 s 内用吸水纸擦去背面和边缘的水分。立即滴加 FITC 标记的抗人 IgG 50 μL,平置于有盖的湿盒内,置于 37 ℃温箱温育 30 min。

(4) 取出抗原片,重复步骤(2)。

(5) 取出抗原片,用吸水纸擦去背面和边缘的水分。加 1 滴封固剂,覆以盖玻片。

(6) 荧光显微镜下观察荧光染色类型和荧光强度。每次试验均应设阳性对照、阴性对照和空白对照。

【结果判定】

细胞核发黄绿色荧光,胞质不发荧光,表明待检血清 ANA 为阳性;细胞核不显示特异荧光,表明待检血清 ANA 为阴性。阳性待检血清连续稀释后可测定效价,一般以 1∶100 以上为具有临床诊断价值。

根据细胞核着染荧光的图像,可分为四种荧光核型:①均质型:细胞核呈均匀一致的荧光。②斑点型:细胞核呈现斑点状荧光。③核膜型:细胞核周围呈现荧光,而核中央染色弱或无荧光。④核仁型:核内呈现块状荧光。

【注意事项】

(1) 滴加的血清或荧光标记抗体应盖满抗原片,同时温育时不让其流失,否则将出现假阴性。

（2）每次冲洗抗原片时应彻底，防止非特异性荧光的干扰。

（3）荧光受温度影响较大，封固后应在低温条件下避光保存。

（4）荧光染色后的片子应及时观察，不宜放置过久。一般室温下可放置 1 h 或 4 ℃ 下放置 4 h。

（5）反应时应置于湿盒内，以防止干燥。

（6）观察结果时应注意与非特异性荧光相鉴别。后者大小不一、形态不一、边缘不整。

【方法学评价】

荧光抗体染色技术间接法是检测 ANA 的一种简便、快速、敏感的方法，它常作为可疑 SLE 患者的初筛检测项目。

缺点：标本不易保存，荧光受温度影响大；需要荧光显微镜；结果易受主观因素影响。

【实际应用】

荧光抗体染色技术间接法应用较广，可用于病原微生物的鉴定及其抗体的检测、自身免疫病自身抗体的检测及免疫细胞表面抗原检测等。

【思考题】

（1）抗原片有哪几种类型？

（2）荧光抗体染色技术操作中应注意哪些事项？

（3）荧光抗体染色技术在检验医学中有哪些应用？

二、时间分辨荧光免疫测定

时间分辨荧光免疫测定（TRFIA）是用镧系稀土元素螯合物（如 Eu^{3+} 螯合物）标记抗体或抗原，检测标本中的相应抗原或抗体。本试验以同步定量测定孕中期母体血清中甲胎蛋白（AFP）和游离 β-人绒毛膜促性腺激素（Free-β-HCG）为例。

【实验目的】

熟悉时间分辨荧光免疫测定的原理和实际应用；了解时间分辨荧光免疫测定仪器的主要组成和操作程序。

【实验原理】

采用固相双位点夹心法，使用针对 AFP/Free-β-HCG）不同决定簇的两种特异性抗体，一种抗 AFP/Free-β-HCG 抗体包被在固相上（固相抗体），另一种抗 AFP/Free-β-HCG 抗体分别用 Eu^{3+} 或 Sm^{3+} 标记（Eu^{3+} 标记抗体或 Sm^{3+} 标记抗体）。标准品或待检抗原先与固相抗体反应，洗涤后再加入 Eu^{3+} 标记抗体或 Sm^{3+} 标记抗体，再次温育，形成固相抗体-抗原-Eu^{3+} 标记抗体（或 Sm^{3+} 标记抗体）复合物，充分洗涤后加入增强液，分别测定 Eu^{3+} 或 Sm^{3+} 荧光强度，制作标准曲线，计算待检 AFP/Free-β-HCG 浓度（图 9-2）。

NOTE

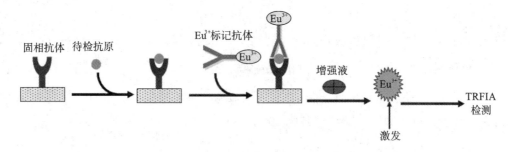

图 9-2　固相双位点夹心法 TRFIA 原理示意图

【实验材料】

1. 仪器　Wallac1420 时间分辨荧光检测仪等。

2. 试剂　采用 DELFIA® 时间分辨荧光法 AFP/Free-β-HCG 亚基双标试剂盒。试剂盒组分：①标准品，含 AFP 标准品（0～500 U/mL）和 β-HCG 标准品（0～200 ng/mL），2～8 ℃保存。②抗 β-HCG-Sm^{3+} 示踪剂储存液。③抗 AFP-Eu^{3+} 示踪剂储存液。④包被抗 β-HCG 和抗 AFP 微滴定板条。⑤浓缩洗涤液：含 Tween-20 的 Tris-HCl 缓冲液（pH 7.8）。⑥DELFIA-2 缓冲液，Tris-HCl 缓冲液（pH 7.8），含有牛血清白蛋白（BSA）、牛球蛋白、鼠 IgG、Tween-20 等。⑦增强液：含有 Triton X、乙酸、螯合剂等。

【实验方法】

1. 标准品配制　在每个 AFP 和 β-HCG 的标准品中加 1.1 mL 的去离子水，轻轻混匀，使用前应至少放置 30 min。

2. 稀释荧光标记抗体　使用前 1 h 准备，按 Eu^{3+} 和 Sm^{3+} 标记抗体储存液与 DELFIA-2 缓冲液以 10 μL：1 mL 的比例配制所需的示踪剂溶液量（标记抗体溶液要现配现用）。

3. 加样　在每个板孔中加入 200 μL 的 Eu^{3+} 和 Sm^{3+} 标记抗体，同时在孔内加 25 μL 的标准品或患者样品。加样顺序：前六孔为标准品，第七孔和最后一孔是质控品，倒数第二孔为样品。

4. 孵化　室温下孵化 2.5 h（±10 min）并用 DELFIA Plateshake 混合器低速振荡。孵化温度不能超过 30 ℃。

5. 冲刷　孵化结束后，用 DELFIA Platewash 洗板机的 67(wash)洗板程序中的步骤冲刷每个板条。

6. 振荡　加 200 μL 增强液于微孔板的每个微孔中，慢速振荡 5 min。在无蒸发的情况下，荧光性能可以稳定数小时，但是推荐在 1 h 内测量。外部的环境可能使荧光计数随时间而衰减。

7. 测量　将微孔板条转移到 Wallac1420 时间分辨荧光检测仪板架上，仪器读板程序见 Wallac1420 时间分辨荧光检测仪标准操作规程（SOP），"Protocols"选择"AFP/HCG"，然后选择板数，如超过一板，点击"＋"增加板数，若不是整块板，则用鼠标点住需要的板孔，然后按住鼠标左键拖动，右键显示"Measured""Empty"，选择"Empty"孔数。蓝色孔表示"Measured"状态,白色孔表示"Empty"状态,测量荧光值。

8. 打印实验结果 双击 Wallac 图标,启动 Wallac 软件,软件启动后,程序显示主界面,选择 F4,然后选择孕中期的项目 67 AFP-HCG 和 200-HCG,在 60.8 的位置选择质控的类型 HIGH MEDIUM LOW,然后在 60.2、60.3、60.4 设置质控范围。在 60.8 设置孔数,如 2 块板,低值质控设置为 90 95 LOW。定义完毕后保存并打印。

【结果判定】

根据荧光值大小,依据标准浓度所拟合出的曲线来确定 AFP 的浓度(U/mL)和 Free-β-HCG 的浓度(ng/mL)。

风险评估的计算可以使用 Wallac 的 LifeCycler™软件和 Elipse Screening Engine 筛查引擎软件。

【注意事项】

(1) 由于 EDTA、柠檬酸盐会与 Eu^{3+} 发生螯合反应,因此不能使用含有这些物质的血浆,但可以使用肝素抗凝的血浆。溶血(血红蛋白≤5 g/L)、脂血症(≤5 g/L)和黄疸(胆红素≤500 μmol/L)样品不影响实验结果。

(2) 试验过程中的任何改变都可能对结果产生影响。

(3) 在开始标准品及样品测定前,试剂应恢复到室温(20~25 ℃)。将冷冻保存的患者标本缓慢恢复到室温并轻轻摇匀,不要剧烈振荡或混合患者样品。

(4) 试剂盒内的试剂作为一个整体使用。切勿将不同批号的试剂混用,也不要用过期试剂。

【方法学评价】

1. 精密度 AFP/Free-β-HCG 检测精密度用 6 个标准品通过 9 次试验确定,每次试验采用 6 个复孔,结果为 AFP CV 值<6.0% 和 Free-β-HCG CV 值<4.8%。

2. 分析灵敏度 AFP 最低可以检测至 0.1 U/mL;Free-β-HCG 最低可以检测至 0.2 ng/mL。

3. 回收率 AFP 和 Free-β-HCG 的平均回收率分别为 104% 和 102%($n=7$)。

【实际应用】

对母体血清中 AFP 和 Free-β-HCG 的测定有助于诊断胎儿畸形发育,如神经管缺陷和唐氏综合征。利用孕妇年龄和妊娠第二阶段年龄化的 AFP 和 Free-β-HCG 含量测定,是产前筛查唐氏综合征的有效方法。

时间分辨荧光免疫测定可用来检测生物活性物质,特别是在生物样品免疫分析中,显示出其越来越多的独特优点。在内分泌激素的检测、肿瘤标志物的检测、抗体检测、病毒抗原分析、药物代谢分析以及各种体内或外源性超微量物质的分析中,TRFIA 应用得越来越普遍。

【思考题】

(1) 简述时间分辨荧光免疫测定的分析原理,常用的标记物有哪些?

(2) 影响时间分辨荧光免疫测定的因素有哪些?

NOTE

（3）时间分辨荧光免疫测定和传统的荧光免疫测定各有何优点和不足之处？

三、荧光偏振免疫测定

荧光偏振免疫测定（FPIA）是一种均相荧光标记免疫分析技术，依据荧光标记抗原和其抗原抗体结合物之间荧光偏振程度的差异，利用结合竞争免疫原理，能够快速检测溶液中小分子的含量，如激素、肿瘤标志物、维生素和多种治疗药物的浓度。本试验以荧光偏振免疫测定检测血清丙戊酸浓度为例。

【实验目的】

熟悉荧光偏振免疫测定的原理和实际应用；了解荧光偏振免疫测定仪器的主要组成和技术操作流程。

【实验原理】

荧光物质在溶液中被单一平面的偏振光（波长 485 nm）照射后可吸收光能进入激发态，在回复基态后可产生另外一个单一平面的偏振发射荧光（波长 525 nm），该荧光强度及荧光标记物质在溶液中旋转的速度与分子大小成反比关系。本试验是将标本中丙戊酸和荧光素标记丙戊酸与限定量丙戊酸抗体发生竞争性结合反应，当荧光素标记丙戊酸与丙戊酸抗体量恒定时，反应平衡后结合状态的荧光素标记丙戊酸与待检标本中丙戊酸量成反比。在激发光作用下发射出的荧光经过偏振仪形成偏振光，用光学系统测定偏振荧光的强度。根据校准曲线经计算机系统换算即可测定标本中丙戊酸的浓度。

【实验材料】

1. 仪器 AxSym 免疫分析仪等。

2. 试剂 AxSym 丙戊酸测定试剂盒，试剂盒组分如下。①试剂瓶 1（14.5 毫升/瓶）：羊多克隆丙戊酸抗体、PBS、蛋白稳定剂、叠氮化钠。②试剂瓶 2 预处理液（8.6 毫升/瓶）：含表面活性剂的 Tris 缓冲液、叠氮化钠。③试剂瓶 3（15.1 毫升/瓶）：荧光素标记的丙戊酸、含表面活性剂的 Tris 缓冲液、叠氮化钠等。

3. 其他试剂与用品 ①探针清洗液：220 毫升/瓶，含 2% 羟化四乙铵。②4 号液：Line 稀释液 10 升/瓶，含 0.1 mol/L PBS、叠氮化钠和抗生素。③RV 杯、一次性使用样品杯等。

【实验方法】

1. 制作标准曲线 更换试剂批号、仪器进行全面保养、仪器校准、仪器的重要零件更换后或室内质控失控，则需对该批试剂所用标准曲线进行一次校准（表 9-1）。

（1）校准品。

（2）校准类型和校准点数目：非线性模式，仪器根据校准曲线卡片数据（4 参数对数拟合曲线）自动建立标准曲线。

表 9-1 标准曲线建立

校准点	A	B	C	D	E	F
浓度/(μg/mL)	0	12.5	25.0	50.0	100	150
量/(毫升/瓶)	6	4	4	4	4	4

2. 标本检测步骤 装载试剂→进行校准→质控测定→输入检测项目→加载标本→标本测定→结果复核→报告。现以 AxSym 免疫分析仪为例图解荧光偏振免疫测定系统的基本技术流程(图 9-3),具体操作步骤参照 AxSym 免疫分析仪标准操作规程。

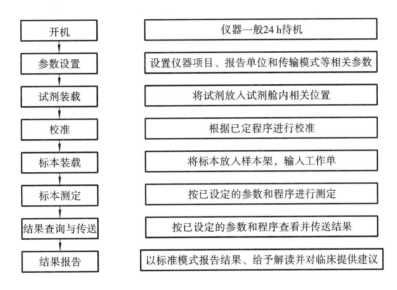

图 9-3 荧光偏振免疫测定系统的基本技术流程图

【结果判定】

仪器根据校准曲线自动给出每个标本测定结果。报告单位:μg/mL。

检测结果>150 μg/mL 时,可选择仪器自动稀释模式,设置自动稀释标本 4 倍,重新检测,仪器自动乘上稀释倍数,计算结果;检测结果>600 μg/mL 时,可用校准品 A 手动稀释标本 10 倍后,重新检测,结果须乘上手动稀释倍数。

丙戊酸治疗安全浓度参考区间:50~100 μg/mL,应视病情、服药时间及个体差异等具体情况调整,用于临床时必须结合其他临床评估资料及诊断手段。

【注意事项】

(1) FPIA 结果的好坏取决于荧光素标记的好坏、激光态荧光的平均寿命、抗原的相对分子质量和复合物的特性等因素。

(2) 为提高 FPIA 的灵敏度,可用除蛋白剂对标本进行预处理,去除干扰成分。

【方法学评价】

1. 精密度 用 3 份丙戊酸浓度分别为 37.5 μg/mL、75.0 μg/mL、125.0 μg/mL 人血清标本,根据 NCCLS EP5-T2 检测(共得 80 个数据),结果 CV 值均小于 5%。

2. 可报告范围 1.05~150.00 μg/mL。

NOTE

33

3. 灵敏度　最低检出限为 0.70 $\mu g/mL$。

4. 方法的干扰因素　癫痫患者血中高浓度的丙戊酸代谢产物可引起交叉反应,在丙戊酸治疗浓度 50～100 $\mu g/mL$ 范围内,主要代谢产物(3-酮丙戊酸)16 $\mu g/mL$ 可致至少 10% 的误差;其他代谢产物(3-羟基丙戊酸、4-羟基丙戊酸、5-羟基丙戊酸、4-对丙戊酸、2-丙基戊二酸等)亦可引起交叉反应,导致丙戊酸检测灵敏度降低。

5. 准确性　用荧光偏振免疫测定法分别在 AxSym 免疫分析仪和 TDx/TDxFLx 免疫分析仪上检测 100 份标本的丙戊酸浓度,经回归分析,两者相关系数为 0.983、斜率为 1.00、截距为 -0.01。AxSym 免疫分析仪上检测的标本丙戊酸浓度范围:0.96～151.44 $\mu g/mL$。

6. 回收率　分别在人血清标本和缓冲液中,加入浓度为 15.0 $\mu g/mL$、30.0 $\mu g/mL$、60.0 $\mu g/mL$、105.0 $\mu g/mL$、135.0 $\mu g/mL$ 的丙戊酸,检测丙戊酸浓度并计算回收率。平均回收率为 (98.3±2.0)%。

【实际应用】

FPIA 最适宜检测小分子物质,常用于激素、药物的测定。例如,临床上作为抗癫痫药物浓度监测的指标,以防止药物过量,预防丙戊酸副作用发生。

【思考题】

(1) 简述荧光偏振免疫测定法检测血清地高辛的原理。

(2) 荧光偏振免疫测定法检测血清地高辛的方法学性能指标有哪些?

(刘爱平)

实验十　酶免疫技术

酶免疫技术(enzyme immunoassay)是以酶标记的抗体(抗原)作为主要试剂,将抗原抗体反应的特异性与酶催化底物反应的高效性和专一性相结合的免疫分析技术。该技术是三大经典标记技术之一,具有操作简单、灵敏度高、特异性强、适用性广等特点,包括酶免疫组织化学(简称组化)技术和酶免疫测定技术两大类。酶免疫测定技术主要包括酶联免疫吸附试验(ELISA)、酶联免疫斑点试验(ELISPOT)等。

一、酶联免疫吸附试验

【实验目的】

掌握酶联免疫吸附试验的原理、基本流程及结果的判定;熟悉双抗体夹心法、间接法、竞争法和捕获法等方法的异同以及临床应用。

【实验原理】

将纯化的乙型病毒性肝炎(简称乙肝)病毒表面抗体(HBsAb)预先包被到固相反应板上,加入待检标本,再加入辣根过氧化物酶标记的抗体(HbsAb-HRP)。若标本中存在 HBsAg,该 HBsAg 与包被 HBsAb 结合并与 HBsAb-HRP 结合形成包被抗体-抗原-酶标抗体复合物。随后再加入酶的作用底物(TMB),在酶的催化作用下,产生显色反应。产物颜色的深浅与待检标本中抗原量呈正相关,若无显色反应则提示待检标本中无该抗原。

【实验材料】

(1)商品化 HBsAg 诊断试剂盒组成:微孔反应板、HBsAb-HRP 结合物、阳性对照、阴性对照、洗涤液、显色剂 A、显色剂 B、终止液等。

(2)10% 的胎牛血清。

(3)待检血清。

(4)微量加样器、酶标仪、吸水纸、试管架等。

【操作方法】

(1)用包被稀释液稀释 HBsAb,每孔加入 100 μL,于 4 ℃放置 18～24 h。

(2)弃去孔中液体,用洗涤液洗 3 次,每次 1 min,于吸水纸上充分拍干。

(3)用 10% 的胎牛血清作为封闭液,置于 37 ℃中 2 h,弃去孔中液体,用洗涤液洗 3 次,每次 1 min,在吸水纸上充分拍干。4 ℃储存备用(如使用商品化试剂盒,以上三步可以省略)。

(4)分别加入阴性对照血清、阳性对照血清、待检血清各 50 μL 于相应孔中。

(5)各孔中分别加入 HBsAb-HRP 结合物 50 μL,轻拍混匀,置于 37 ℃温育 25 min,室温平衡 5 min。

(6)弃孔中液体,拍干,加满洗涤液,静置 30～60 s,弃洗涤液,拍干。重复洗涤 5 次。

(7)每孔加显色剂 A、B 各 50 μL,轻拍混匀,避光于 37 ℃放置 15 min。

(8)每孔加终止液 50 μL,混匀。

(9)用酶标仪单波长 450 nm 或双波长 450 nm/630 nm 测定各孔 A 值(用单波长测定时须设空白对照孔),在 30 min 内完成测定,并记录结果。

【结果判定】

1. 临界值(CO 值)的计算 CO 值=阴性对照孔 A 均值×2.1,阴性对照孔 A 均值大于0.1时应重新做试验,小于 0.05 时以 0.05 计算。

2. 阴、阳性判读 样品 A 值/CO 值≥1 为 HBsAg 阳性;样品 A 值/CO 值<1 为 HBsAg 阴性。

【注意事项】

(1)样品和试剂从冰箱取出后,应在室温(18～25 ℃)下平衡 1 h。

(2)试剂使用前应摇匀,并弃去 1～2 滴后垂直滴加。

(3)取待检血清时应充分离心,应避免使用溶血标本。

（4）建议采用微量加样器加所有成分，在操作过程中应将液体及标本加在孔底，不外溅，不产生气泡，反复吹打混匀。

（5）加样头均一次性使用，禁止使用未充分洗净或消毒的加样头，以免交叉污染。

（6）反应板应加盖以免蒸发；孵育应均匀，避免出现边缘效应。

（7）洗涤前应先弃去反应孔中的液体。

【方法学评价】

本方法的优点是操作简单、灵敏度高、特异性强、适用性广，是目前临床上常用的感染性疾病血清标志物免疫测定方法之一。

【实际应用】

本方法适用于测定二价或二价以上各种蛋白质等大分子抗原，如 HBsAg、HBeAg、AFP 等。本方法不适用于测定半抗原及小分子单价抗原，因其不能形成两位点夹心。缺点是在一步法中，当标本中的抗原浓度过高时会产生钩状效应（hook 效应），导致假阴性结果。另外，本方法还会受类风湿因子（RF）的影响，当血清标本中含有 RF 时，它可充当抗原成分，同时与固相抗体和酶标抗体结合，出现假阳性结果。

【思考题】

（1）本试验出现假阴性或假阳性结果的原因是什么？

（2）什么是钩状效应？该如何避免？

二、酶免疫组织化学试验

【实验目的】

掌握酶免疫组织化学试验的原理及操作流程，熟悉结果判定；了解酶免疫组织化学试验的临床应用。

【实验原理】

将待检组织的石蜡切片标本进行脱蜡、水化及抗原修复处理。加入 p53 单克隆抗体（鼠抗人），细胞内的 p53 蛋白就会与 p53 单克隆抗体特异性结合。再加入生物素化抗鼠 IgG（羊抗鼠），它可与 p53 单克隆抗体特异性结合。最后加入链霉亲和素-辣根过氧化物酶，由于链霉亲和素可与生物素特异性结合，因此链霉亲和素-辣根过氧化物酶继续结合到 p53 阳性细胞上。在底物作用下，阳性细胞将被染成棕黄色，而阴性细胞则不着色。根据细胞着色的情况可判定阴性细胞和阳性细胞，统计后求出阳性率。

【实验材料】

（1）各浓度乙醇：75%、85%、95%、100%。

（2）二甲苯、30%过氧化氢溶液、胎牛血清、0.1%盐酸乙醇等。

（3）鼠抗人 p53 单克隆抗体、生物素-羊抗鼠 IgG、链霉亲和素-辣根过氧化物酶、DAB 溶液、苏木素染液。

（4）玻片、吸水纸、显微镜等。

【操作方法】

1. 切片　常规 3 μm 厚连续石蜡切片，黏附于涂有多聚赖氨酸的玻片上以防止脱片，56 ℃烤片 2 h 使切片紧密粘连。

2. 标本脱蜡和水化　①二甲苯试剂中，室温下作用 10 min。②重复以上操作 2 次。③100％乙醇中，室温下作用 2 min。④水化：95％乙醇中，室温下作用 2 min；85％乙醇中，室温下作用 2 min；75％乙醇中，室温下作用 2 min。⑤蒸馏水充分冲洗 2 次，每次 3 min。

3. 组织抗原修复　切片置于盛有 250 mL 10 mmol/L 的 PBS(pH 6.0)的专用染色缸中，微波炉内加热 5 min，取出后自然冷却。

4. 洗涤　取出切片，PBS 冲洗 3 次，每次 3 min，然后用吸水纸将多余水吸干。

5. 阻断过氧化物酶　每张切片加 1 滴 30％过氧化氢溶液（1∶9 稀释），室温下孵育 10 min。按步骤 4 进行洗涤。

6. 封闭　每张切片加 1 滴非免疫性动物血清（胎牛血清 1∶9 稀释），室温下孵育 10 min。

7. 加一抗　甩去血清，每张切片加 1 滴 p53 单克隆抗体，室温下温育 90 min 或 4 ℃过夜。按步骤 4 进行洗涤。

8. 加生物素化二抗　每张切片加 1 滴生物素-羊抗鼠 IgG，室温下孵育 20 min。按步骤 4 进行洗涤。

9. 加酶标链霉亲和素　每张切片加 1 滴链霉亲和素-辣根过氧化物酶溶液，室温下孵育 20 min。按步骤 4 进行洗涤。

10. DAB 染色　每张切片加 2 滴新鲜配制的 DAB 溶液，显微镜下观察以控制染色深度、蒸馏水充分冲洗。

11. 复染　苏木素染液复染 3 min，0.1％盐酸乙醇处理 30 s，流水冲洗。冲洗时切勿将水流对着组织。

12. 脱水封片，梯度乙醇脱水干燥　置于 75％乙醇中，室温下作用 2 min；置于 85％乙醇中，室温下作用 2 min；置于 95％乙醇中，室温下作用 2 min；最后置于 100％乙醇中，室温下作用 3 min。二甲苯透明 2 次，每次各 3 min。中性树胶封片，镜检观察。

【结果判定】

用光学显微镜观察玻片，细胞核呈棕黄色颗粒的细胞为阳性细胞。在高倍镜下对每张切片随机选择 5 个视野，每个视野记数 200 个细胞，共计 1000 个细胞。计算每张切片阳性细胞数百分比。

结果判定标准：阴性（－）表示无阳性细胞；弱阳性（＋）表示阳性细胞数＜25％；阳性（＋＋）表示阳性细胞数 25％～50％；强阳性（＋＋＋）表示阳性细胞数＞50％。

【注意事项】

（1）标本染色过程中应避免玻片太过干燥，否则会造成边缘的非特异性染色。

（2）抗体需严格按照说明书上的条件进行保存，以避免失效。在滴加抗体时应选择合适的稀释度，不宜过高或过低。

（3）玻片上应避免遗留过多的冲洗液，以免在抗体加至玻片上时，对抗体进一步稀释。

（4）封闭时可以用5％牛血清白蛋白(BSA)，也可用5％脱脂奶粉进行抗原封闭。BSA成本较高。

（5）显色液底物加到玻片上后尽量摇匀，使玻片上所有区域的底物浓度一致，以免局部底物浓度不一致，切片着色不均匀。

【方法学评价】

免疫组织化学染色法中LSAB法特异性强、灵敏度高、低背景着色、操作简便。由于酶直接标记在链霉亲和素上，它与生物素结合的所有位点都呈游离状态，它可结合更多的生物素化二抗，极大地提高了灵敏度。链霉亲和素等电点较低，为6.0～6.5，与组织内正电荷静电吸引少，可有效减少非特异性着色，使染色背景更清晰，特异性更强。但是，LSAB法也有其局限性，例如，组织细胞内的待检物质要有抗原性，而且需要有一定浓度方可检出。

【实际应用】

酶免疫组织化学技术在生物医学研究中应用十分广泛，涉及许多研究领域。该方法可以对相应抗原进行定性、定位、定量测定，因此在免疫学检验诊断和免疫病理学诊断中都具有重要的应用价值。

【思考题】

（1）影响酶免疫组织化学技术的因素有哪些？

（2）出现非特异性染色的原因是什么？如何减少？

三、酶联免疫斑点试验

【实验目的】

掌握酶联免疫斑点试验(ELISPOT)的适用条件、原理及基本流程；熟悉本试验的结果判定以及临床意义。

【实验原理】

细胞经刺激后分泌的 γ-干扰素(IFN-γ)被预先包被于 ELISPOT 培养板上的 IFN-γ 抗体捕获。随后加入生物素化 IFN-γ 抗体与之结合，洗涤去除未结合的生物素化 IFN-γ 抗体，然后加入碱性磷酸酶标记的链霉亲和素，再次洗涤后，加入底物溶液(BCIP/NBT)显色，紫色沉淀出现并表现为斑点(spot)即为细胞因子出现的位置。每个斑点代表1个分泌待检因子的细胞，斑点可通过图像分析仪计数或在显微镜下人工计数，从而计算出分泌 IFN-γ 细胞的频率。

【实验材料】

（1）包被稀释液：0.01 mol/L pH 7.4 PBS。

（2）洗涤液：0.01 mol/L pH 7.4 PBS(含 0.05％ Tween-20)等。

(3) 细胞培养液：RPMI 1640。

(4) 封闭液：含10%胎牛血清(FBS)的细胞培养液。

(5) 淋巴全细胞分离液等。

(6) IFN-γ单克隆抗体、生物素化IFN-γ单克隆抗体、碱性磷酸酶标记的链霉亲和素。

(7) 碱性磷酸酶底物液：BCIP/NBT,购买商品化试剂或自行配制。

(8) ELISPOT培养板、CO_2培养箱、倒置显微镜、自动酶联斑点图像分析仪等。

【操作方法】

1. 外周血单个核细胞分离 外周血单个核细胞分离参照实验十六。用细胞培养液将细胞稀释至$(1 \times 10^5) \sim (2 \times 10^6)$个/毫升。

2. ELISPOT培养板的预处理 取ELISPOT培养板,每孔加入100 μL 70%乙醇,室温下放置10 min,然后甩干,每孔加入100 μL无菌PBS洗涤,重复3次。

3. 包被 用无菌PBS稀释IFN-γ单克隆抗体(终浓度10 μg/mL),每孔加入100 μL,盖上盖板,4 ℃孵育过夜。包被过程要求无菌操作。

4. 封闭 倾倒包被液,用无菌PBS洗涤3次。洗涤结束后在吸水纸上拍干。随后每孔加入200 μL含10% FBS的细胞培养液封闭,室温孵育1 h。封闭操作过程要求无菌操作。

5. 细胞培养 倾倒封闭液,每孔加入100 μL外周血单个核细胞(PBMC)悬液。试验组加入细胞和刺激物PHA(终浓度1～4 μg/mL),阴性对照组只加细胞。置于CO_2培养箱中,37 ℃培养16～24 h。

6. 检测 取出ELISPOT培养板,倒去液体,每孔加10 μL洗涤液洗涤,4 ℃孵育10 min,重复洗涤3次,甩干;每孔加入稀释的生物素化IFN-γ单克隆抗体(1%BSA-PBS稀释),盖上盖板,37 ℃下孵育1.5 h;倒去液体,洗涤3次,甩干;每孔加入碱性磷酸酶标记的链霉亲和素100 μL(1% BSA-PBS稀释),盖上盖板,37 ℃孵育1 h。

7. 显色 取出ELISPOT培养板,倒去液体,用100 μL洗涤液洗涤3次,在吸水纸上拍打,吸干残留的洗涤液。每孔加入100 μL BCIP/NBT底物显色液,室温反应5～15 min;完全显色后用蒸馏水冲洗ELISPOT培养板,室温干燥后观察结果。

【结果判定】

斑点计数可用倒置显微镜或自动酶联斑点图像分析仪分析。有效斑点为中间致密外周带晕的圆形或不规则形斑点,大小不一,有时相连的各个斑点融合为一个,计数时不易判断数量,通过自动酶联斑点图像分析仪对斑点进行分析后可得出较准确的结果。颜色深浅和斑点大小与细胞因子分泌的多少呈正相关。计数的时候应记录特征明显、信号强、较大的斑点,小而模糊的斑点可能是背景杂质、细胞碎片或者先天免疫细胞分泌的少量细胞因子。

【注意事项】

(1) 细胞数量应适中,过多会造成斑点过密,无法计数;过少则斑点不明显。一般细胞数量控制在$(1 \times 10^4) \sim (2 \times 10^5)$个/孔之间。

（2）加入细胞后需将 ELISPOT 培养板平放在 CO_2 培养箱中静置，孵育期间不要晃动或移动培养板，以免分泌细胞因子的细胞移动，造成斑点模糊甚至重叠。

（3）包被、封闭以及细胞培养等过程要求无菌操作。

（4）洗涤要充分，否则背景增高，不利于观察计数。

（5）ELISPOT 培养板包被抗体之后，保存期较长，因此可以事先包被很多板子，以避免每次试验都需要提前准备。

【方法学评价】

ELISPOT 可在单细胞水平检测淋巴细胞对特异性抗原的反应能力。相比较于流式细胞分析、免疫组化、原位杂交等其他在单细胞水平检测蛋白分泌能力的方法，ELISPOT 更为简单和稳定，同时具有更高的灵敏度。

【实际应用】

ELISPOT 在免疫监测及免疫学研究中应用越来越广泛，如移植中排斥反应的预测、疫苗研发、Th1/Th2 分析、自身免疫病研究、肿瘤研究、过敏性疾病研究、感染性疾病研究、抗原决定簇图谱分析、化合物和药物免疫学反应的筛选等。同时，ELISPOT 能在单细胞水平进行特定抗原的监控，可以模拟体内环境，跟踪细胞因子的产生，是检测细胞功能的独特手段。现已被广泛运用于各大实验室的疾病诊断和科学研究活动之中。

【思考题】

（1）ELISPOT 与 ELISA 有哪些异同？

（2）除 ABC 方法外，还有哪些方法可用于检测细胞因子？

（徐广贤）

实验十一　化学发光免疫分析技术

化学发光免疫分析技术（chemiluminescence immunoassay）是指将抗原抗体反应的特异性与化学发光的灵敏度相结合的免疫分析技术。该技术是目前临床免疫学检验最常用技术之一。其特点为特异性强、灵敏度高、快速简便、微量测定与全自动化检测。根据发光方式不同，其可分为酶促化学发光免疫测定、直接化学发光免疫测定和电化学发光免疫测定三种类型。三种类型均采用固相法，且同为非均相操作。技术要点可分为抗原抗体反应、标记结合物与游离标记物分离和发光检测三个步骤。

一、酶促化学发光免疫测定

【实验目的】

掌握酶促化学发光免疫测定的基本原理与特点。

【实验原理】

以磁性微粒为固相载体包被已知抗原(或抗体),用辣根过氧化物酶(HRP)或碱性磷酸酶(ALP)标记抗原(或抗体),在反应系统内待检标本中抗体(或抗原)与相应的抗原(或抗体)特异性结合,含酶免疫复合物形成于载体表面,最后加入酶的底物,经催化和分解导致发光,由光量子阅读系统接收光信号,经光电倍增管将光信号转变为电信号并加以放大,最终传输至计算机数据处理系统,并计算出待检物的含量。本试验以碱性磷酸酶标记抗体,采用双抗体夹心法检测 T3 为例进行介绍。

【实验材料】

1. 标本 待检血清等。

2. 试剂 配套用的 T3 测定试剂盒(以碱性磷酸酶标记抗 T3 抗体)等。

3. 仪器 Beckman Coulter UniCel DxI 800 全自动微粒子化学发光仪等。

【操作程序】

1. 开机 仪器 24 h 待机,无须开关电源操作(如需重新开机,程序为打开仪器主电源,打开打印机电源,打开显示器电源,最后打开操作系统电脑主机电源,进入操作系统)。

2. 参数设置

(1)检测项目的打开和关闭:找出所需设置项目(本试验为检测 T3,下同)→在 Enabled 处打钩选择打开(去掉钩为选择关闭)→按 Back 返回主菜单(注意:只有在检测项目上打钩即打开状态,才可进行该项目的试剂装载)。

(2)检测项目单位及有效位数设置:将光标移至所需设置项目处→按[F2]—单位选择→将光标点至所需设置样本类型处,按下拉框后会出现单位列表→选择所需单位,按[F1]确认→将光标右移置于有效位数处,可输入"1""2""3"表示小数点后的位数→按 Back 返回主菜单(注意:在仪器和电脑上选择的项目单位必须一致,才能保证结果准确)。

(3)项目组合设置:按[F3]→在组合名称处输入组合名字→将所需选择项目从左侧添加至右侧组合处→按[F1]—保存→在测试 ID 处输入序号,在 Enabled 处打钩激活→按 Back 返回主菜单。

(4)设置上样试管和样品杯的类型:选择[F8]—架子号设置→选择[F2]—Add Racks→选择相应架子号和相应规格样品杯、试管。

(5)启用效应程序:Routine 启用。

3. 装载试剂

(1)试剂信息设置。

(2)试剂准备。

(3)放置试剂瓶:若需装载新试剂盒,可直接打开仪器右边的试剂仓门,将试剂放入试剂槽,关闭仓门即可。最多可同时装载 4 盒试剂。用完的试剂盒会自动掉进废品袋。

(4)删除试剂(已用完):选择[F8]—Reagent Inventory→选中对应试剂,[F5]—删除试剂

NOTE

→选择 OK 键确认→选择 Back 返回主菜单(注意:确认该批号试剂已经用完才能删除;如果未用完试剂被删除后再重新装载,将被仪器当作全新试剂,导致吸量错误)。

4. 校准

(1)新批号定标液需要先在系统设置中输入定标液信息:按[F5]—定标设置→按[F1]—增加定标液→出现对话框后,扫描定标液的条码(或手动输入)→按 OK 键确认。

(2)当系统配置中已有定标液信息后,实测定标:选择[F3]—New Request→选择[F2]—Calibration→选择需要使用的定标液,按 OK 键确认→选择用于定标的定标架→返回上一界面,选择试剂批号→将定标液吸入样品杯并放入已设置的定标架,上机定标即可。

(3)查看定标曲线:看最后一次定标结果(F2 看当前定标结果,F3 看前次定标结果),左上角出现 Status Accept 表示定标通过。

5. 标本测定(项目编程、增删项目、自动稀释等)

(1)常规标本检测:①按[F3]—New Request,按[F1]—Patient/QC Requests→输入样本架号与样本号,选择要做的项目→检查样本所有项目都已编好,按[F3]—New Request→按[F1]—Patient/QC Requests 编下一架→选要放入的样本架,放入样本加载区。②批量编程:主菜单下按[F1]—Sample Manager→按[F3]—New Request,按[F1]—Patient/QC Requests→输入样本架号→输入第一个样本号及选择检测项目→按[F8]出现选项→光标移至第一项 Turn Batch Request On,按 Enter 键。此时批量方式已打开,只需输入样本号,按 Enter 键,此时所输入的样本号都做同样的项目。如果光标再移至[F8]中的第二项 Turn Auto Sample ID On,按 Enter 键,样本号将自动生成。然后检查样本所有项目都已编好,按[F3]—New Request→按[F1]—Patient/QC Requests 编下一架。编程完毕,按[F1]—Turn Batch Request OFF 和[F2]—Turn Auto Sample ID OFF,关闭批量编程功能。

(2)急诊标本检测:按[F1]—Patient/QC Requests→输入样本架号和样本号,选择要做的项目→选择 STAT 表示急诊;如需稀释,选择 Dilution 并输入稀释倍数;在 Sample Type 修改样本类型→样本申请完成后,按[F3]—New Request→按[F1]—Patient/QC Requests 编下一架。

(3)复查标本测定。

6. 结果查询 主菜单下按[F2]→按[F1]选择结果筛选方式→选择 OK,显示结果→按[F5]把结果送到电脑(按[F7]打印结果)→选择 OK 完成操作。

7. 更换耗材 在主界面按 F3 Supplies,选择 Bulk Supplies,查看耗材状态,若需更换或添加,请按下面步骤操作。

(1)基质液(substrate):取出空基质盒,放入新的基质盒,条码向外,将基质连同托盘一起推入后,盖门自动放下,用扫描仪扫描条码即可。

(2)冲洗缓冲液(wash buffer):拉开仪器下方右边仓门,取下连接套管,换上新的冲洗缓冲液,连上套管即可。

NOTE

（3）反应管（RV）：打开反应管仓门，倒入反应管，轻轻和匀即可。

（4）废液（liquid waste）：拉开仪器下方左边仓门，取下废液管，倒掉废液，再连上废液管即可。

（5）固体废物袋（solid waste）：拉开仪器下方中间仓门，取出固体废物袋，倒掉后换上新袋，放回原位，按左下方绿色键确认复位。

【结果与报告】

按照仪器检测结果以标准模式报告，必要时给予解读，并给临床提供建议。

【注意事项】

（1）标本应新鲜，严重脂血、溶血、污染标本应拒收。样本水浴或离心要符合要求，以免存在凝块。

（2）保证试剂盒的质量，所有检测试剂盒应在有效期内使用，定期校准或试剂盒批号更换时校准。

（3）常规每日进行室内质控，以确保检测结果的准确性。

（4）注意仪器的保养，包括常规保养、日保养、周保养及按需保养。

【方法学评价】

（1）本方法灵敏度高、特异性强。

（2）酶催化底物发光稳定、持续时间长，便于记录和测定。

（3）试剂有效期长。

【实际应用】

（1）用于检测各种内分泌激素，如甲状腺激素、生殖激素、肾上腺和垂体激素等。

（2）用于检测各种肿瘤标志物，如甲胎蛋白、癌胚抗原、CA19-9、CA125、CA72-4、PSA、NSE等。

（3）用于检测感染性疾病病原体的抗原与抗体，如乙肝五项、HIV P24等。

（4）用于检测过敏性疾病（如IgE）、骨代谢（如β-胶原特殊序列、总维生素D、甲状旁腺激素等），监测治疗药物（如地高辛、巴比妥、茶碱、苯妥英钠等），产前筛查（如TORCH），检测心血管疾病标志物（如肌钙蛋白T、肌红蛋白、肌酸磷酸激酶-MB同工酶等）等。

【思考题】

（1）简述酶促化学发光免疫测定的基本原理与特点。

（2）常用哪些酶？底物应如何选择？

（3）待检标本有哪些要求？

（4）酶促化学发光免疫测定有哪些具体方法？相应待检测物的免疫性质是什么？

二、直接化学发光免疫测定

【实验目的】

掌握直接化学发光免疫测定的基本原理与特点。

【实验原理】

以磁性微粒为固相载体包被抗体(或抗原),用吖啶酯标记抗体(或抗原),在反应体系内待检标本中抗原(或抗体)与相应抗体(或抗原)发生免疫反应后,磁性微粒表面形成含吖啶酯标记抗体的免疫复合物,加入氧化剂(H_2O_2)和 pH 纠正液(NaOH)使体系成碱性环境。吖啶酯分解、发光。由集光器和光电倍增管接收光信号,记录单位时间内所产生的光子能,这部分光的积分与待检抗原的量成正比,从标准曲线上计算出待检抗原的含量。本试验以双抗体夹心法检测甲状腺激素 T3 为例介绍。

【实验材料】

1. 标本 待检血清等。

2. 试剂 配套用的甲状腺激素 T3 测定试剂盒(包括吖啶酯标记抗 T3 抗体)等。

3. 仪器 Architect i2000 SR 全自动化学发光免疫分析仪等。

【操作程序】

1. 开机 仪器 24 h 待机,无须开关电源操作。

2. 参数设置 选择 System 图标,从下拉菜单中选择 Configuration,进入各项参数的设置窗口。在该窗口上部有 System settings、Assay settings 和 QC-Cal settings 三部分可供选择,窗口的左侧是所选部分可进行设置的类别,类别选择后再选择[F6]—Configure,或选择类别和项目后再选择[F6]—Configure,可对所需的参数进行设置。

3. 装载试剂

(1) 试剂信息设置:仪器自动对放入试剂槽的试剂信息条码进行扫描,获得试剂完整信息。

(2) 试剂准备:检查试剂瓶是否齐全,试剂瓶无漏液;查看试剂批号与有效期→将试剂瓶轻轻颠倒混匀 30 次,将微粒子重新悬浮→打开试剂瓶瓶盖,扔掉瓶盖→检查试剂瓶中有无气泡→为防止污染,戴手套取隔片(septum)→检查隔片(septum)是否完好→将隔片(septum)盖在瓶口上。

(3) 试剂瓶放置:在运行模块图标中选择 TOTAL KITS→在 Reagent Status 界面选择更换试剂,然后选择[F7]—Replace →选择 OK 确认暂停要求→等待分析模块进入 Ready 状态→打开系统顶盖和试剂转盘盖,根据试剂转盘上的颜色提示放置试剂瓶:①将带有黄圈的黑色试剂瓶放在有黄圈的试剂转盘中,确保试剂瓶垂直;②将带有粉红圈的试剂瓶放在有粉红圈的试剂转盘中,确保试剂瓶垂直;③将带有绿圈的试剂瓶放在有绿圈的试剂转盘中,确保试剂瓶垂直→将试剂瓶的条码位置面向转盘中心→按运行中心的 Advance 键来放置其他试剂瓶→关闭系统顶盖和试剂转盘盖→在试剂状态界面中选择[F4]—Scan 执行试剂扫描。

(4) 检查试剂:进入 Reagent Status 界面,选择[F4]—Scan 执行试剂扫描→检查显示的试剂项目是否为目前所需检测项目,并且是否已经装载完全→检查试剂显示的剩余测试是否满足当天所需测试,如不能满足,并且在有剩余试剂装载轨道的情况下,在该试剂盒后面轨道上装载新的试剂盒→检查项目单位是否与本科室报告单位一致,若不一致则需进行单位换算→

检查新装载的试剂盒是否已经校准,若已经校准但有效期已过,则需要对试剂曲线进行重新校准。

4. 校准

(1)校准步骤:用一系列已知浓度的标本检测,并建立标准曲线,用浓度、信号分别作纵、横坐标。当测定质控品和样品时,系统会根据储存的标准曲线计算被检测物的值。

(2)分析校准的申请:手动选择 Order,选择 Calibration Order→选择要申请的项目→点击分析项目后,可看到标准品的量→输入起始位置→输入标准品的批号和有效期→手动选择运行模块→选择[F2]—Add Order→申请被加入→新的定标申请界面出现→选择其他定标项目→根据申请放置标准品于样品架上→选择[F1]—Exit 返回 Snapshot 菜单→打印申请报告单。

(3)查看校准曲线:选择 QC-Cal 按钮,选择下拉菜单中的 Calibration Status 可进入校准状态界面,在此界面中可看到每个分析项目和试剂批号在每个模块上的校准状态→选择所需的标准曲线了解详细资料。

5. 标本测定程序(项目编程、增删项目、自动稀释等)

(1)常规标本检测:①编辑申请:选择 Order 图标,在下拉菜单中选择 Patient Order→输入样品架 ID(C)和位置(P)→输入 SID→选择[F2]—Sample Details→输入患者信息→选择 Done 返回 Patient Order 界面,在此界面输入需测的分析项目→如果需要,做下列选项:选择运行模块、选择自动稀释、选择样品→选择[F3]—Add Order,完成申请→选择[F1]—Exit 返回 Snapshot 界面。②浏览申请:在 Order Status 界面中浏览申请信息→如果要删除或增加申请(可参阅编辑申请),在 Snapshot 界面中选择 Test Process 可进入申请状态界面。③编辑申请:申请删除或增加,可以增加在 Pending 状态下的任一申请,可以删除在 Pending/Scheduled 状态下的任一申请。④删除测试申请:进入申请状态界面,选择 Orders,在下拉菜单中选择 Order Status→选择要删除的测试→选择[F6]—Delete,确认框显示→选择 OK 键删除测试。⑤增加测试申请:进入患者申请状态界面,选择 Orders,在下拉菜单中选择 Patient Order→输入样品的样品架 ID(C)和位置(P)→输入 SID→选择要增加的测试。如果选择分析选项,选择[F5]—Assay Options,输入相关信息,选择 Done→选择[F3]—Add Order。

(2)急诊标本检测。

(3)复查标本测定:选择需要重新运行的测试→选择[F6]—Rerun,重新运行选项对话框显示→输入样品架/位置→将样品放入样品架→选择运行模块→选择稀释倍数和测试重复数→选择 Done。重运行的测试在重运行状态界面直到样品被放置样品处理中心的条码阅读器扫过,然后转入申请状态界面。复查完成的结果将通过 Lis 系统传输到电脑主机,从而对上次的测定结果进行覆盖。若不需要对上次的测定结果进行覆盖,可在编辑申请时输入另外一个标本号。

6. 结果查询
在保存结果界面可以浏览已经释放的患者检测结果,选择 Results,在下拉菜单中选择 Stored Result。

【结果判定】

按照仪器检测结果以标准模式报告,必要时给予解读,并对临床提供建议。

【注意事项】

同酶促化学发光免疫测定,每天工作完成后,进行数据备份。

【方法学评价】

(1) 本方法灵敏度高、特异性强、无放射性污染。

(2) 吖啶酯发光的氧化反应简单快速,信噪比高,可保证测定的灵敏度信号强,易测定与控制。

(3) 标记结合物稳定,有效期可长达一年。

(4) 吖啶酯发光为闪光(即瞬间发光),持续时间短,由此,对信号检测仪的要求较高。

【实际应用】

同酶促化学发光免疫测定。

【思考题】

(1) 简述吖啶酯发光原理与特点。

(2) 试验中如何避免"钩状效应"?

(3) 直接化学发光免疫测定有哪些具体方法?相应待检测物的免疫性质是什么?

三、电化学发光免疫测定

【实验目的】

掌握电化学发光免疫测定的基本原理与特点;熟悉电化学发光免疫测定的技术流程与常用检测项目。

【实验原理】

磁性微粒为固相载体包被抗体(或抗原),用三联吡啶钌标记抗体,在反应体系内待检标本中抗原(或抗体)与相应抗体(或抗原)发生免疫反应后,形成磁性微粒包被抗体-待检抗原-三联吡啶钌标记抗体复合物,将上述复合物吸入流动室,同时吸入 TPA 缓冲液。当磁性微粒流经电极表面时,被安装在电极下面的电磁铁吸引固定,而未结合的标记抗体和标本被冲走。与此同时电极加压,启动电化学发光反应,使三联吡啶钌和 TPA 在电极表面进行电子转移,并产生电化学发光。光信号由安装在流动室上方的光信号检测器检测,光强度与待检抗原浓度成正比。本试验以双抗体夹心法检测甲状腺激素 T3 为例进行介绍。

【实验材料】

1. 标本 待检血清。

2. 试剂 配套用的甲状腺激素 T3 检测试剂盒(包括三联吡啶钌标记抗 T3 抗体)等。

3. 仪器 Cobas e411 电化学发光仪等。

【操作程序】

1. 开机

(1) 打开 ProCell 和 CleanCell 盖子,关好系统试剂保护门(注意:运行过程中不能打开系统试剂保护门,否则仪器将停止运行)。

(2) 检查各种耗品、试剂、蒸馏水、废液桶、废物盒的情况。

(3) 打开仪器右面主电源开关,再打开仪器前面操作开关,等界面出现后,录入用户名和密码,仪器自动初始化后进入待机状态。

2. 准备工作 仪器进入待机状态后,进行每日工作前准备。

(1) 清除前日标本记录。

(2) 试剂准备。

(3) 定标:根据情况,进行各个项目的定标和质控。

①录入定标物参数(扫描定标物 BC 卡)。

②分配定标品位置:使用定标瓶上条码,直接将定标瓶放上标本盘,并将定标瓶上的条码对准读码器即可。手动安排定标品位置:校准→校准品→位置分配→为每个定标液分配位置→确定(注意:在放置定标液时,必须低值在前排放,高值在后排放)。

③选定定标项目,进行定标,将定标液放到指定的位置→开始→启动。

④查看定标结果。

(4) 质控。

①录入质控物靶值。

a.原装质控品。

b.外来质控品。

②激活质控项目:质控→安装→ 选定质控品→选中需激活的项目→激活项目。

③安排质控品位置:a.使用质控瓶上条码:将质控瓶放上标本盘,并将质控瓶上的条码对准读码器即可。b.手动安排质控品位置。

④选定质控项目。

⑤查看质控结果。

a.查看所有项目质控运行情况。

b.查看各项目当天质控情况。

c.查看各项目累积质控情况。

3. 样本检测

(1) 普通标本:选择样本类型,输入序列号或样品编号,选定盘号及位置→选择项目→如某项目需预稀释,在样品体积/稀释处选择稀释倍数,再选项目→保存→将终止码放在最后一个标本后→确定盘号→启动(注意:在样品体积/稀释处选择稀释倍数,再选好项目。在进行下一次选项前,应在样品体积/稀释处选回正常,以免其他项目也变成稀释后再测)。

NOTE

（2）急诊标本。

（3）查看标本结果。

4. 关机

（1）待机状态→应用→维护→关机保养→选择→开始→保养完成，仪器回到待机状态。

（2）让仪器进入睡眠状态：将试剂盖盖紧，取出并放回冰箱，盖上 ProCell 和 CleanCell 的瓶盖，将仪器顶盖盖好。

（3）关闭仪器电源：将仪器前面的操作开关调至 OFF，然后再将仪器右边主电源开关关闭→将试剂盖盖紧，取出并放回冰箱，盖上 ProCell 和 CleanCell 的瓶盖，将仪器顶盖盖好。

【结果与报告】

按照仪器检测结果以标准模式报告，必要时给予解读，并对临床提供建议。

【注意事项】

同酶促化学发光免疫测定，每天工作完成后，进行数据备份。

【方法学评价】

（1）灵敏度高、特异性强、无放射性污染。

（2）循环发光、持久、信号强，检测速度快，易测定与控制。

（3）标记结合物稳定，有效期可长达一年。

【实际应用】

同酶促化学发光免疫测定。

【思考题】

（1）简述电化学发光免疫测定的基本原理与技术特点。

（2）简述电化学发光仪的基本结构与操作流程。

（3）电化学发光免疫测定有哪些具体方法？相应待检测物的免疫性质是什么？

（张从胜）

实验十二　POCT 相关的免疫学检测技术

即时检验（point-of-care testing，POCT），也称"床边检验"，是在采样现场即刻进行分析，省去标本在实验室检验时的复杂处理程序，快速得到检验结果的一类新方法。

POCT 的基本原则：把传统方法中的相关液体试剂浸润于滤纸或各种微孔膜的吸水材料上，成为整合的干燥试剂块，然后将其固定于硬质型基质上，成为各种形式的诊断试剂条；或把传统分析仪器微型化，操作方法简单化，使之成为便携式和手掌式的设备；或将上述两者整合为一体的系统。

POCT 相关的免疫学检测技术主要包括斑点金免疫渗滤试验、胶体金免疫层析试验及近年来发展起来的荧光免疫层析技术等。

一、胶体金免疫技术

(一) 斑点金免疫渗滤试验

斑点金免疫渗滤试验是在以硝酸纤维素膜为载体并包被了抗原或抗体的渗滤装置中,依次滴加待检标本、金标抗体和洗涤液。因微孔滤膜紧贴在吸水材料上,故溶液流经渗滤装置时,与膜上的抗原或抗体快速结合并起到浓缩作用,从而达到快速定性检测的目的(一般 5 min 内完成),同时洗涤液的渗入在短时间内即可达到彻底洗涤的目的,简化了操作步骤,是 POCT 的主要方法之一。本试验以双抗体夹心法测定血浆中 HBsAg 为例进行说明。

【实验目的】

掌握斑点金免疫渗滤试验的具体操作步骤及结果判定;熟悉其反应原理;了解试验的影响因素及实际应用。

【实验原理】

利用两株抗 HBsAg 不同表位的单克隆抗体,其中一株抗 HBsAg 单克隆抗体包被在硝酸纤维素膜中央,另一株抗 HBsAg 单克隆抗体用胶体金标记成金标抗体。做试验时,滴加待检标本,若标本中含有 HBsAg,则在渗滤过程中,与膜上抗 HBsAg 单克隆抗体结合,然后滴加金标抗体,形成双抗体夹心复合物。加洗涤液洗涤后,阳性者会在膜中央呈现出红色斑点。

【实验材料】

1. 试剂盒组成 渗滤装置(由塑料小盒、吸水垫料和包被了抗 HBsAg 单克隆抗体的硝酸纤维素膜片组成)、金标抗体(胶体金标记的抗 HBsAg 单克隆抗体)、洗涤液、一次性塑料滴管等。

2. 样品 待检血清等。

【实验方法】

(1) 取出试剂盒平衡至室温。

(2) 渗滤装置(或称反应板)平放于实验台上,用塑料滴管滴入 2 滴洗涤液于小孔中央,待其完全渗入。

(3) 加入 100 μL 待检血清,待血清完全渗入滤膜。

(4) 加入 3 滴金标抗体,待其完全渗入滤膜。

(5) 加入 2 滴洗涤液,待其完全渗入滤膜。

(6) 目测观察结果。

【结果判定】

1. 阳性 反应板孔中质控(C)区出现红色圆斑,测试(T)区出现红色圆斑,为 HBsAg

NOTE

49

阳性。

2. 阴性 反应板孔中质控(C)区出现红色圆斑,测试(T)区不出现红色圆斑,为 HBsAg 阴性。

3. 无效 反应板孔中质控(C)区不出现红色圆斑,或质控(C)区、测试(T)区均不出现红色圆斑,为试剂盒无效(图 12-1)。

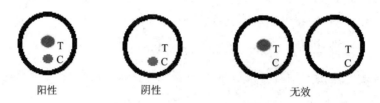

图 12-1 斑点金免疫渗滤试验结果

【注意事项】

(1) 检测前需将标本及试剂盒恢复至室温。

(2) 正确操作,注意按要求准确加入标本和金标抗体试剂量。

(3) 若结果可疑,应用阳性标本做阳性对照试验,必要时需用酶免疫法或其他检测方法证实。

【方法学评价】

斑点金免疫渗滤试验操作简便、快捷、试剂稳定、便于保存,无需特殊仪器设备,结果目视判断直观、明了,但灵敏度不及酶免疫技术,一般只用于定性检测。

【实际应用】

斑点金免疫渗滤试验特别适用于急诊检验、现场检验及家庭检验等符合"床边检验"要求的项目。

【思考题】

(1) 斑点金免疫渗滤试验的优、缺点分别是什么?

(2) 斑点金免疫渗滤试验时,如何在膜片上设置质控来保证试剂的有效性?

(二)胶体金免疫层析试验

胶体金免疫层析试验是以硝酸纤维素膜为载体,将胶体金标记技术和蛋白质层析技术结合起来的快速固相膜免疫分析技术。测试时滴加在膜一端的标本溶液受载体膜的毛细管虹吸作用向另一端移动,犹如层析一般,在移动过程中被分析物与途经膜上干燥的抗体结合形成可溶性复合物,继续层析与固定于载体膜上某一区域的抗体或抗原结合而被固相化,无关物则越过该区域而被分离,然后通过胶体金的呈色条带来判断试验结果。本试验以尿 HCG 的检测为例介绍胶体金免疫层析试验。

【实验目的】

掌握胶体金免疫层析试验的反应原理;熟悉其具体操作步骤及结果判定;了解试验的影响

NOTE

因素及实际应用。

【实验原理】

测试时在 A 区滴加尿液（或将 A 区浸入尿液中），通过层析作用，尿液向 B 区移动，流经 G 区时将胶体金标记的鼠抗人 β-HCG 复溶，若尿液中含 HCG，即结合形成胶体金抗 β-HCG-HCG 复合物；继续移行至 T 区时，HCG 复合物与抗 α-HCG 结合，形成胶体金抗 β-HCG-HCG-抗 α-HCG 复合物，胶体金抗 β-HCG 被固定下来，在 T 区显示红色线条，为阳性反应；多余的胶体金抗 β-HCG 继续移行至 C 区时，被羊抗鼠 IgG 捕获，显示红色质控线条（图 12-2）。

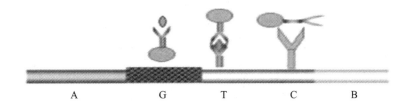

图 12-2　胶体金免疫层析试验原理示意图

【实验材料】

（1）商品化早早孕胶体金诊断试纸条。

（2）孕妇尿液。

（3）尿液采集杯。

【实验方法】

（1）取出试纸条平衡至室温。

（2）撕开试纸条（铝箔）袋，取出试纸条，将试纸标有 MAX 的一端浸入尿液中（注意：液面不得超过试纸条箭头下端的横线）（图 12-3）。

（3）等待 10 s 左右，取出置于室温下平放。

（4）5 min 内，目测观察结果。

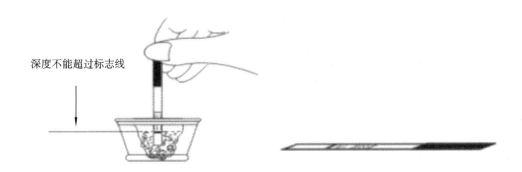

图 12-3　胶体金免疫层析试验操作示意图

【结果判定】

胶体金免疫层析试验结果见图 12-4。

1. 阳性　在试纸条质控区和测试区同时呈现两条红色线，提示尿液中含有 HCG。

2. 阴性　只在试纸条质控区呈现一条红色线，而在测试区无红色线，提示尿液中检测不

NOTE

出 HCG。

3. 无效　在试纸条质控区无红色线出现,提示试验失败或试纸无效。

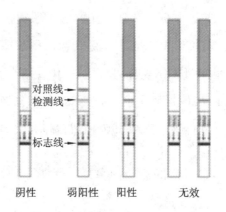

对照线→
检测线→

标志线→

阴性　　弱阳性　　阳性　　　　无效

图 12-4　胶体金免疫层析试验结果

【注意事项】

(1) 试纸条从冰箱取出后,需平衡至室温再行检测。

(2) 打开铝箔袋后,请勿将试纸条置于空气中过久,以免受潮。

(3) 当 HCG 浓度很高时,检测线颜色可能偏浅,属于正常现象。

(4) 避免试纸条一端插入尿液过深或过浅,插入时间过长或过短均会影响试验结果。

(5) 5 min 内观察结果,时间超过 5 min 后结果无效。

(6) 若发现试纸条检测结果无效,应仔细检查试验操作是否规范,并用另一试纸条重新检测,如果仍然出现相同结果,应立即停止使用该批号产品,换用新批号试纸条重新检测。

(7) 若检测结果可疑,应选用阳性标本做对照试验,必要时选用其他方法证实。

【方法学评价】

该试验具有操作简单、快速,可单份测定,无需任何仪器设备,试剂稳定、便于保存和运输等优点,特别适用于急诊检验、现场检验、家庭检验及需要大面积推广的筛查项目的检验等,是即时检验 POCT 的主要手段之一。缺点是不能对待检物质进行准确定量,仅限于检测正常体液中不存在或特殊情况下异常增高的物质。

【实际应用】

胶体金免疫层析试验特别适用于床旁检验要求的检测项目。近年来国内外已研发的商品化试剂品种多达数十种,测定项目涵盖激素(如 HCG、LH、FSH 等)、肿瘤标志物(如 AFP、CEA 等)、感染类疾病相关的抗原和抗体(如 HBsAg、HBsAb、抗 HCV-Ab、抗 HIV-Ab 等)、心血管疾病标志物(如肌钙蛋白、肌红蛋白等)以及毒品(如吗啡、可卡因等)等。

【思考题】

(1) 试解释:当 HCG 浓度很高时,检测线颜色却偏浅的原因。

(2) 若临床上需开展梅毒抗体的金标检测,请设计检测梅毒抗体的胶体金免疫层析试验。

NOTE

二、荧光免疫层析技术(膜免疫荧光技术)

荧光免疫层析技术是基于抗原抗体特异性免疫反应的新型膜检测技术。该技术以固定有检测线(包被抗体或包被抗原)和质控线(抗抗体)的条状纤维层析材料为固定相,测试液为流动相,荧光标记抗体或抗原固定于连接垫,通过毛细管作用使待分析物在层析条上移动。在移动过程中被分析物与途经膜上的荧光标记抗体结合形成可溶性复合物,继续层析与固定于载体膜上某一区域的抗体结合而被固相化,无关物则越过该区域而被分离,然后通过检测荧光物质来判断试验结果。本试验以降钙素原(PCT)的检测为例介绍荧光免疫层析技术。

【实验目的】

掌握试验的具体操作步骤及结果判定;熟悉其反应原理;了解荧光免疫层析技术的影响因素及实际应用。

【实验原理】

测试时在样品垫上滴加标本(或将样品垫浸入标本中),通过层析作用,标本向右移动,流经结合垫时,将荧光微球标记 PCT 抗体(鼠源抗体)复溶,若标本中含 PCT,即结合形成荧光微球标记 PCT 抗体-PCT 复合物;继续前行移行至检测线时,荧光微球标记 PCT 抗体-PCT 复合物与 PCT 抗体结合,形成荧光微球标记 PCT 抗体-PCT-PCT 抗体复合物,荧光微球被固定下来;多余的荧光微球标记 PCT 抗体继续移行至质控线时,被羊抗鼠 IgG 捕获(见图 12-5 及文后彩图)。

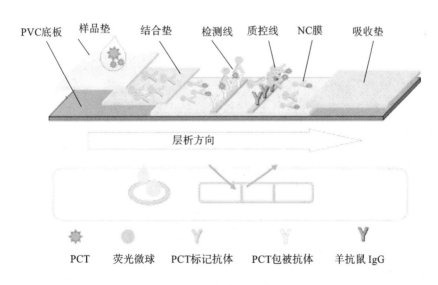

图 12-5 荧光免疫层析试验原理

【实验材料】

1. 降钙素原(PCT)测定试剂盒(荧光免疫层析法) 主要包括:①检测卡:塑料背衬支撑材料上依次粘贴有吸水材料、硝酸纤维素膜(NC 膜)、结合垫和样品垫,以合适尺寸塑料卡壳包装后独立封装于试剂袋中,硝酸纤维素膜上特定位置划线包被有降钙素原抗体和羊抗鼠 IgG,结合垫上喷有荧光微球标记降钙素原抗体。②芯片:1 张(储存有该批号试剂盒校准及内部质控

NOTE

参数等信息)。③缓冲液(由 pH 7.2 PBS、牛血清白蛋白和 Proclin300 组成)等。

2. 样本　待检血清。

【实验方法】

测试需在 18～30 ℃下进行。

(1) 打开仪器,插入与试剂批号相同的芯片。

(2) 打开检测卡内包装,取出检测卡,水平放置。

(3) 精确吸取 10 μL 血清,加入 100 μL 稀释液中,混合均匀,精确吸取 75 μL 稀释后的样品,加到检测卡的加样孔中,然后开始计时。

(4) 将检测卡放入仪器的卡槽中。

(5) 待室温反应 5 min 后,点击仪器上的“测试”按钮,仪器将开始测试,并显示检测结果。

【结果判定】

仪器显示检测结果,根据说明书进行判断。

【注意事项】

(1) 检测前需将标本及试剂盒平衡至室温。

(2) 正确操作,注意按要求准确加入标本和稀释液量。

(3) 检测前,注意插入与试剂批号相同的芯片。

【方法学评价】

荧光免疫层析技术,是免疫荧光技术和传统免疫层析技术相结合发展创新的一种定量新型检测技术。该技术除保留了胶体金免疫层析技术操作简便、检测快速、价格低廉、便携性强的优点外,还通过荧光示踪增强技术实现了检测结果的精确定量。

【实际应用】

(1) 食品质量安全快速检测分析研究,如检测食品上残存的多巴胺等物质。

(2) 多种细菌感染的检测。

(3) 部分肿瘤标志物的检测。

(4) PCT、D-二聚体的检测。

【思考题】

(1) 胶体金免疫层析与荧光免疫层析有何异同?

(2) 若临床上想开展 AFP 的荧光免疫层析检测,应如何设计检测 AFP 的荧光免疫层析试验?

(汪光蓉)

NOTE

第四章　吞噬细胞功能检测

吞噬细胞是体内具有吞噬功能的细胞群。专职吞噬细胞按其形态主要分为大吞噬细胞（血液中的单核细胞与组织中的巨噬细胞）和小吞噬细胞（中性粒细胞）。他们具有非特异性的吞噬杀伤病原微生物和衰老、损伤或突变细胞的功能，是机体固有性免疫的重要组成部分，其功能障碍会导致机体的固有性免疫功能缺陷。因此，检测吞噬细胞的功能有助于判断机体固有性免疫功能水平，对了解机体的免疫功能状态具有重要的意义。

吞噬细胞吞噬杀伤的过程包括趋化、吞噬和胞内杀伤作用三个阶段，下面将分别对这三个阶段细胞功能检测进行介绍。

实验十三　中性粒细胞功能测定

一、中性粒细胞趋化功能测定

【实验目的】

通过观察中性粒细胞对趋化因子的趋化运动现象，掌握中性粒细胞趋化功能测定的原理、操作方法及结果判定。

【实验原理】

中性粒细胞对趋化刺激物可产生较强的反应，其在趋化因子，如微生物细胞成分或其代谢产物、补体活性片段 C3a 与 C5a 及某些细胞因子等作用下产生趋化运动。趋化运动是中性粒细胞整个吞噬过程的第一步，对吞噬功能影响较大，检测其趋化运动强度可反映中性粒细胞的趋化功能。本试验以琼脂糖平板法检测中性粒细胞的趋化功能为例进行说明。

【主要试剂与器材】

1. 2%琼脂糖　0.25 g 琼脂糖加 12.5 mL 蒸馏水，沸水浴溶化，冷却至 47 ℃待用。

2. 趋化因子　取酵母多糖 500 mg，加入 50 mL Hanks 液中，煮沸 1 h；2000 r/min 离心 20 min，弃上清液。用 Hanks 液调整酵母多糖为 50 mg/mL，4 ℃保存备用；用前取 1 份酵母多糖和 3 份新鲜血清混匀，37 ℃搅拌反应 30 min，离心弃上清液；然后用含 0.1%明胶的 Hanks 液等体积稀释，即为趋化因子。

3. 待检样本　中性粒细胞悬液（浓度 2×10^6/mL）。

4. 试剂　Hanks 液，10%明胶，7% $NaHCO_3$，甲醇，姬姆萨染液，生理盐水，蒸馏水等。

5. 主要器材　载玻片,打孔器,湿盒,37 ℃恒温箱,显微镜等。

【操作方法】

(1) 称取 0.25 g 琼脂糖,加入 12.5 mL 蒸馏水,沸水浴内加热溶化,冷却至 47 ℃待用。

(2) 取 Hanks 液 2 mL,10％明胶 25 mL 和蒸馏水 8 mL,混匀后加入 7％ NaHCO$_3$ 2 滴。

(3) 将上述二者混匀倒板,在琼脂板上打孔,孔径约 3 mm,孔间距 2～3 mm。

(4) 趋化因子的制备:取酵母多糖 500 mg,加入 50 mL Hanks 液中,煮沸 1 h;2000 r/min 离心 20 min,弃上清液。用 Hanks 液调整酵母多糖为 50 mg/mL,4 ℃保存备用;用前取 1 份酵母多糖和 3 份新鲜血清混匀,37 ℃搅拌反应 30 min,离心弃上清液;然后用含 0.1％明胶的 Hanks 液等体积稀释,即为趋化因子。

(5) 中央孔内加中性粒细胞悬液 10 μL,左侧孔内加 10 μL 趋化因子,右侧孔内加 10 μL 生理盐水对照液。

(6) 将琼脂糖平板放入湿盒内,于 37 ℃温箱中作用 4～8 h。

(7) 待琼脂糖孔中液体干后用甲醇固定 30 min,然后琼脂糖膜姬姆萨染液染色,镜下观察。中性粒细胞趋化功能测定示意图见图 13-1。

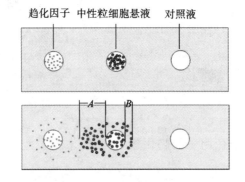

图 13-1　中性粒细胞趋化功能测定示意图(琼脂糖平板法)

【结果判定】

分别用显微测微器测量中性粒细胞从中央孔向左侧趋化因子孔的移动距离 A,以及向右侧阴性对照孔的移动距离 B,记录并计算趋化指数(趋化指数参考范围:通常新生儿趋化指数为 2.0～2.5,成年人趋化指数为 3.0～3.5)。

$$趋化指数＝A/B$$

【注意事项】

(1) 控制孔距:一般孔距以 2～4 mm 较为理想,如孔距过大,可使趋化因子在琼脂糖中扩散过大而稀释。

(2) 控制培养条件:培养时间 2～3 h,细胞移行即达高峰;在 5％ CO$_2$ 环境中培养,能增强中性粒细胞趋化移动的能力。

(3) 控制中性粒细胞数量:加入每孔的中性粒细胞数目必须准确定量,其数量多少与趋化移动密切相关。细胞数量过多,趋化指数降低,细胞数量过少,趋化指数虽不降低,但因移行细胞数减少且分散,常难以正确测量细胞移行的距离。

【方法学评价】

本试验操作简便、费用低廉、不需特殊设备,但影响因素较多。

【实际应用】

可用于对 Chediak-Higashi 综合征、膜糖蛋白缺陷症、肌动蛋白功能不全症、迟钝性白细胞综合征及高 IgE 综合征等中性粒细胞趋化功能缺陷的检测。

【思考题】

中性粒细胞为什么会进行趋化运动?

二、中性粒细胞吞噬功能测定

【实验目的】

通过观察中性粒细胞对细菌的吞噬现象,掌握中性粒细胞吞噬功能检测的原理、方法及结果判定。

【实验原理】

外周静脉血中性粒细胞可以非特异的吞噬细菌等微生物,并将它们消化、分解,称为小吞噬现象。在体外将人外周血与葡萄球菌混匀,共同孵育一段时间后,制作血涂片,进行瑞氏染色,观察和计算中性粒细胞的吞噬百分率和吞噬指数。中性粒细胞对葡萄球菌的吞噬功能,可反映机体的固有性免疫功能。

【主要试剂与器材】

1. 样本 新鲜人外周静脉血。

2. 试剂 金黄色葡萄球菌液(2.4×10^9个/毫升)、瑞氏染液、PBS、香柏油、二甲苯、酒精棉球、碘酒等。

3. 器材 真空抗凝采血管及针头、肝素抗凝管、玻片、75%酒精棉球、吸管、染色架、洗耳球、37 ℃水浴箱、显微镜等。

【实验方法】

(1)抽取人外周静脉血 1 mL,注入肝素抗凝管中,加入金黄色葡萄球菌液 3~5 滴。

(2)充分混匀后,置 37 ℃水浴箱温浴 10 min 左右。中途摇一次。

(3)取试管底部细胞层 1 滴,推成血涂片,晾干。

(4)将血涂片置于染色架上,滴加瑞氏染液 3~5 滴覆盖血膜,保持 1 min 左右。

(5)不要倒掉染液,滴加 1~2 倍的 PBS,用洗耳球吹匀的方式使其与染液充分混合,保持 10~15 min。

(6)细流水冲洗,晾干。

(7)将染色后的血涂片置于显微镜油镜下观察,绘图并记录。

血涂片制作示意图见图 13-2。中性粒细胞吞噬功能测定见图 13-3 及文后彩图。

NOTE

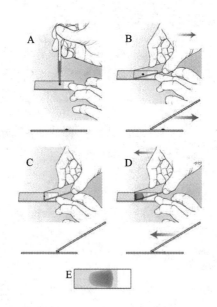

图 13-2　血涂片制作示意图

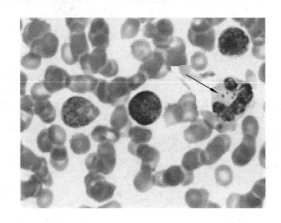

图 13-3　中性粒细胞吞噬功能测定

(瑞氏染色,×1000,箭头所指为中性粒细胞吞噬的葡萄球菌)

【结果判定】

油镜下计数 100 个中性粒细胞,计算其吞噬百分率和吞噬指数。

$$吞噬百分率=\frac{100个中性粒细胞中吞噬葡萄球菌的中性粒细胞数}{100}\times100\%$$

$$吞噬指数=\frac{100个中性粒细胞中吞噬的葡萄球菌数}{100}$$

正常人参考区间:吞噬百分率为(91±5.8)%,吞噬指数大于1。

【注意事项】

(1) 血液与金黄色葡萄球菌液孵育时间不能过长,否则由于中性粒细胞消化、分解细菌而影响实验结果。

(2) 血涂片不宜太厚或太薄,否则影响细胞计数。

(3) 中性粒细胞主要位于血涂片的体、尾部,观察时应多加注意。

NOTE

【方法学评价】

本试验不需特殊设备、操作简便、费用低廉,但因光学显微镜分辨率低,计数被吞入细菌数较困难。

【实际应用】

可用于检测有中性粒细胞吞噬功能障碍的疾病,也可用于免疫活性药物的筛选。

【思考题】

进行中性粒细胞吞噬功能测定时,为什么血液与葡萄球菌液孵育时间不能过长?

三、中性粒细胞杀菌功能测定

【实验目的】

通过观察中性粒细胞胞内硝基四氮唑蓝(nitroblue tetrazolium,NBT)还原情况,掌握 NBT 还原试验的原理、方法及结果判定。

【实验原理】

中性粒细胞在吞噬杀菌的过程中,能量消耗骤增,氧的消耗量也随之增加,磷酸己糖旁路糖代谢活性加强,葡萄糖分解的中间产物葡萄糖-6-磷酸在此旁路中脱氢氧化而成为戊糖。此时,如加入 NBT,可被吞噬或渗入中性粒细胞胞质内,接受所脱出的氢,使原来呈淡黄色的 NBT 还原成为折光性强的点状或块状的蓝黑色甲臜颗粒,沉积于中性粒细胞胞质内。显微镜下检查 NBT 阳性细胞数量情况,便可推知中性粒细胞的杀菌功能。

【主要试剂及器材】

1. **待检样本** 新鲜肝素抗凝血。

2. **NBT 染液** 取 0.28 g NBT 加入 100 mL 生理盐水,过滤,分装,4 ℃保存备用。

3. **肝素溶液** 25 U/mL 肝素溶液。

4. **培养液** 0.5 mL 正常人血清+0.3 mL 无菌生理盐水+0.6 mL NBT 染液。

5. **试剂** 瑞氏-姬姆萨染液,甲醇,pH 7.2 PBS,生理盐水等。

6. **主要器材** 采血针,75%酒精棉球,碘酒、载玻片,湿盒,37 ℃恒温箱,显微镜等。

【实验方法】

(1)取肝素抗凝外周静脉血 0.1 mL 和培养液 0.1 mL,加入凹玻片孔中,混匀后放置湿盒内,37 ℃温箱作用 20 min,中间摇动一次,再放置于室温下 15 min。

(2)取一滴混悬液于载玻片上,涂片,晾干。

(3)甲醇固定 1~2 min。

(4)用瑞氏-姬姆萨染液染色,流水冲洗后晾干,镜下观察。

【结果判定】

凡中性粒细胞胞质中含有斑点状或块状的甲臜颗粒沉积者视为 NBT 阳性细胞,计数 100~200 个中性粒细胞,计算 NBT 阳性中性粒细胞百分率。正常人外周血中性粒细胞 NBT 阳性

NOTE

率约为10%。

【注意事项】

(1) NBT染液用前需要过滤,不能有残留颗粒。

(2) 所使用的器皿应洁净,避免玻璃表面因素参与NBT的还原作用。

(3) 单核细胞的NBT还原能力很强,在计算NBT阳性细胞百分率时应除外。

【方法学评价】

本试验操作简便、重复性好、需要标本量少。

【实际应用】

(1) 全身性细菌感染患者,NBT阳性细胞百分率在10%以上。

(2) 病毒感染时,NBT值在正常范围。

(3) 慢性肉芽肿患者,其吞噬细胞功能缺陷,无NBT阳性细胞。

【思考题】

在NBT还原试验中,患者NBT阳性细胞百分率大于10%,可能说明什么情况?

实验十四　巨噬细胞吞噬功能测定

【实验目的】

通过观察小鼠巨噬细胞的大吞噬现象,掌握巨噬细胞吞噬试验的原理及其操作方法。

【实验原理】

巨噬细胞可以非特性地吞噬较大的颗粒性异物,如鸡红细胞、白色念珠菌等,这种现象称为大吞噬现象。本试验将鸡红细胞注入小鼠腹腔中,腹腔中的巨噬细胞可以吞噬并消化鸡红细胞。一段时间后取小鼠腹腔液进行涂片、染色,显微镜下观察巨噬细胞吞噬鸡红细胞的吞噬百分率和吞噬指数,了解其吞噬功能。

【主要试剂及器材】

1. 实验动物　小白鼠1~2只(昆明种,6~8周龄,20~25 g)。

2. 试剂　1%鸡红细胞悬液、6%淀粉肉汤、酒精棉球、瑞氏染液、PBS等。

3. 器材　无菌注射器、手术剪刀、镊子、吸管、显微镜、载玻片等。

【实验方法】

(1) 试验前3天,向小鼠腹腔注射1 mL淀粉肉汤,以诱导腹腔内产生较多的巨噬细胞。

(2) 试验当天,给小鼠再注射1%鸡红细胞悬液1 mL,并轻揉腹部。

(3) 注射后30 min,拉颈处死小鼠,常规消毒后,剪开腹部皮肤,吸取腹腔液,1500 r/min离心10 min,取沉淀细胞涂片,自然晾干。

(4) 瑞氏染液染色,水洗,晾干后放置于显微镜油镜下观察,并绘图记录。

NOTE

【结果判定】

镜下可见鸡红细胞呈椭圆形,并有核。巨噬细胞与鸡红细胞的核均呈蓝色,巨噬细胞的胞质被染成红色,有时巨噬细胞内可吞噬多个鸡红细胞,见图 14-1 及文后彩图。高倍镜下随机计数 100 个巨噬细胞,计算其吞噬百分率和吞噬指数。

$$吞噬百分率 = \frac{100 \text{ 个巨噬细胞中吞噬鸡红细胞的巨噬细胞总数}}{100} \times 100\%$$

$$吞噬指数 = \frac{100 \text{ 个巨噬细胞中吞噬鸡红细胞的总数}}{100}$$

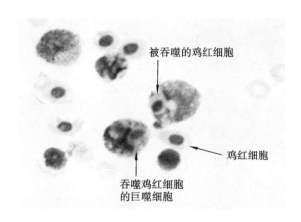

图 14-1 小鼠腹腔巨噬细胞吞噬鸡红细胞试验(瑞氏染色)

【注意事项】

(1)小鼠处死后,如立即注入生理盐水 2 mL,再收集腹腔液,可获得较多巨噬细胞。

(2)鸡红细胞注入腹腔后收集巨噬细胞的时间需通过预试验摸索,时间过长鸡红细胞可能被消化,时间过短鸡红细胞尚未被吞噬,这些都会影响吞噬百分率和吞噬指数的计算。

【方法学评价】

本试验操作简便、重复性好,但不能用于临床疾病的检测。

【实际应用】

用于免疫活性药物的筛选。

【思考题】

为何试验前 3 天,要向小鼠腹腔注射 1 mL 淀粉肉汤?

(宋传旺)

NOTE

第二篇

综合性实验

第五章　免疫血清制备技术

抗原抗体反应是免疫学的基本原理,也是临床免疫学检验的基础。抗体也是用于免疫学诊断的最早的生物制剂,是免疫学诊断中的基本工具。检测方法的特异性和灵敏度受抗体质量的直接影响。因此,抗体制备技术是医学检验技术专业学生必须掌握的基本技能。本章通过综合运用相关知识讲解多克隆抗体的制备与纯化,使学生掌握这一基本技能。

实验十五　多克隆抗体的制备及纯化

【实验目的】

熟悉多克隆抗体制备的原理,掌握多克隆抗体制备的基本流程、免疫程序制订的基本原则、纯化抗体的方法以及抗体的鉴定。

【实验原理】

将目的抗原按照一定的程序和途径免疫动物,刺激动物产生体液免疫应答,分泌相应抗体。由于本试验所用目的抗原为多价抗原,带有多个抗原表位,故在动物体内可刺激多个 B 细胞克隆活化、增殖、分化,分泌针对同一抗原不同表位的多种抗体,因此分离该动物血清即得多克隆抗体。可采用盐析法、离子交换层析法纯化抗体并鉴定。

【实验材料】

1. 动物　体重 2.5~3 kg 的健康雄性新西兰兔。

2. 培养基　肉膏汤、普通营养琼脂等。

3. 试剂

(1) 免疫原制备:伤寒沙门菌标准菌株、人 IgG 冻干粉、羊毛脂、液体石蜡、注射用卡介苗、无菌生理盐水等。

(2) 盐析法:0.02 mol/L pH 7.4 PBS、无菌生理盐水、饱和硫酸铵(取硫酸铵 400 g,加入蒸馏水 500 mL,加热至 50~60 ℃,充分搅拌 10 min,趁热过滤,冷却后以浓氨水调 pH＝7.2)、纳氏试剂(HgI 11.5 g,KI 8 g,加蒸馏水至 50 mL,搅拌溶解后加入 20% NaOH 溶液 50 mL。用于检测透析外液中是否有 NH_4^+,如加入纳氏试剂,产生黄色沉淀,说明有 NH_4^+ 存在;如无黄色沉淀,则无 NH_4^+ 存在)等。

(3) 离子交换层析法:0.5 mol/L NaOH、0.5 mol/L HCl、2 mol/L NaCl、DEAE-Sephadex A-50、聚乙二醇(PEG)、0.1 mol/L pH 7.4 PBS(洗脱液)等。

NOTE

4. 器材

(1) 免疫原制备:细菌接种环、试管、培养皿、无菌研钵、50 mL 无菌离心管、500 mL 无菌含玻璃珠三角瓶等。

(2) 免疫家兔:1 mL 和 5 mL 注射器、10 mL 离心管等。

(3) 免疫血清分离:剪刀、酒精棉球、50 mL 注射器、无菌烧瓶、50 mL 离心管等。

(4) 盐析法:磁力搅拌器、透析袋、紫外分光光度计、吸管、试管、离心机等。

(5) 离子交换层析法:层析柱(1.5 cm×40 cm)、滴定铁架、尼龙纱(200 目)、紫外分光光度计、电导仪、抽滤装置、pH 计、pH 精密试纸等。

(6) 亲和层析法:层析柱、紫外分光光度计等。

【实验方法】

一、免疫原的制备

(一) 颗粒性免疫原的制备

(1) 伤寒 O 菌液的制备:将鉴定合格的伤寒沙门菌标准菌株,接种于普通营养琼脂培养基,37 ℃恒温培养 18~24 h;用适量生理盐水将菌苔洗下,移入含有玻璃珠的无菌三角瓶中,充分混匀;100 ℃水浴 2~2.5 h 杀菌并破坏细菌鞭毛(H 抗原)。将菌液分装于 50 mL 离心管,5000 r/min 离心 5 min,收集细菌。接种环取少量处理后的菌液,接种到普通营养琼脂培养基,37 ℃恒温培养 18~24 h 后,未见细菌生长,即为合格。置于 4 ℃备用。

(2) 伤寒 H 菌液的制备:将鉴定合格的伤寒沙门菌标准菌株,接种于普通营养琼脂培养基,37 ℃恒温培养 18~24 h;用含有 5%石炭酸(苯酚)的生理盐水洗下菌苔,移入无菌三角瓶中,置于 37 ℃水浴 24 h 进行灭菌;按步骤(1)中方法进行无活菌鉴定,合格后,收集细菌,置于 4 ℃备用。

(3) 麦氏比浊管的配制:分别配制 1%硫酸溶液及 1%氯化钡溶液。取口径、质地相同的试管 10 支,按表 15-1 所示配制比浊液,封固管口,标明管号,备用。

表 15-1 麦氏比浊管的配制方法

管号	1	2	3	4	5	6	7	8	9	10
1%$BaCl_2$/mL	0.1	0.2	0.3	0.4	0.5	0.6	0.7	0.8	0.9	1.0
1%H_2SO_4/mL	9.9	9.8	9.7	9.6	9.5	9.4	9.3	9.2	9.1	9.0
相当菌数/($\times 10^9$/mL)	3	6	9	12	15	18	21	24	27	30

(4) 菌液应用液的制备:将菌液按照麦氏比浊管比色,用无菌生理盐水稀释至 1×10^9/mL 浓度。在菌液中加入甲醛(终浓度为 0.25%),4 ℃保存备用。

(二) 可溶性免疫原的制备

(1) 弗氏不完全佐剂(Freund's incomplete adjuvant,FIA)的制备:将液体石蜡与羊毛脂按

2∶1比例混合,高压灭菌。也可根据需要适当改变比例。

（2）弗氏不完全佐剂-抗原乳化液（FIA-Ag）的制备:将一定量弗氏不完全佐剂加热并放入无菌研钵中,冷却后缓慢滴加等体积 2 mg/mL 人 IgG 溶液,边滴边向同一方向研磨,全部加入后,继续研磨一段时间,使之完全乳化,成为乳白色黏稠的油包水乳剂（鉴定方法:将 1 滴乳剂滴入冷水中,若成滴浮于水面不分散,即为合格的乳剂）,备用。

（3）弗氏完全佐剂（Freund's complete adjuvant,FCA）-抗原乳化液（FCA-Ag）的制备:用 2 mg/mL 的 IgG 溶液溶解卡介苗（终浓度为 0.1~0.5 mg/mL）,并将其缓慢滴入盛有 1 mL 弗氏不完全佐剂的无菌研钵中,边滴边向同一方向研磨,全部加入后,继续研磨一段时间,使之完全乳化,成为乳白色黏稠的油包水乳剂,备用。

二、免疫家兔

（一）颗粒性抗原免疫家兔

（1）取健康家兔若干只做好标记,由家兔的耳缘静脉采血 2 mL,分离血清。取两滴血清分别与标准伤寒 O 菌株和标准伤寒 H 菌株做凝集试验,观察血清中是否有天然抗 O 抗体和抗 H 抗体。如不凝集或凝集效价很低,说明动物可用于制备抗体。剩余血清作为阴性对照血清。

（2）将稀释好的 O 菌液和 H 菌液（1×10^9/mL）按表 15-2 进行免疫。

表 15-2 家兔菌液 O 和 H 菌株免疫程序

免疫程序	第 1 天	第 5 天	第 10 天	第 15 天	第 20 天
免疫剂量	0.5 mL	0.5 mL	0.5 mL	1 mL	1 mL
免疫部位	背部皮内多点	背部皮内多点	背部皮内多点	背部皮内多点	耳缘静脉

（3）于末次免疫 7 天后,自家兔耳缘静脉采血 1 mL,分离血清,与相应菌液进行试管凝集反应,如效价≥1∶2560,即为免疫成功。若低于 1∶2560,需继续免疫 1~2 次,直到达到此效价。

（二）可溶性抗原免疫家兔

（1）取健康家兔若干只做好标记,由家兔的耳缘静脉采血 2 mL,分离血清作为阴性对照血清。

（2）将制备好的弗氏完全佐剂和弗氏不完全佐剂按照表 15-3 进行免疫。

表 15-3 家兔人 IgG 抗原免疫程序

免疫程序	第 1 天	第 14 天	第 21 天	第 28 天
免疫原种类	弗氏完全佐剂-抗原乳剂	弗氏不完全佐剂-抗原乳剂	弗氏不完全佐剂-抗原乳剂	弗氏不完全佐剂-抗原乳剂
免疫剂量	1 mL	1 mL	1 mL	1 mL
免疫部位	背部皮内多点	背部皮内多点	背部皮内多点	耳缘静脉

NOTE

（3）于末次免疫 7 天后,自家兔耳缘静脉采血 1 mL,分离血清,与人 IgG 进行双向琼脂扩散试验,如效价≥1∶32,即为免疫成功。若低于 1∶32,需继续免疫 1～2 次,直到达到此效价。

三、免疫血清分离及鉴定

（一）免疫血清分离

将家兔仰卧,固定四肢于动物架上(或由人抓住固定),剪去心前区毛,用碘酒、乙醇消毒皮肤。用左手触摸胸骨左缘第 3～4 肋间隙,选择心脏跳动最明显处作为穿刺点,右手持注射器,将针头插入胸腔,通过针头感到心脏跳动时,再将针头刺进心脏,然后缓慢抽出血液。将抽到的血液注入无菌三角烧瓶中,室温放置 1 h 左右,凝固后,置于 4 ℃冰箱过夜,待血清充分析出后,吸出血清,3000 r/min 离心 10 min,收集上清液,置于 4 ℃备用。

（二）抗体鉴定

（1）效价测定:颗粒性抗原诱导的抗体效价可用试管凝集反应进行测定;可溶性抗原诱导的抗体效价可用双向琼脂扩散试验进行测定。另外,ELISA、间接荧光标记检测等也可用于效价测定。

（2）特异性测定:抗体特异性测定可用 ELISA、双向琼脂扩散试验等方法进行检测。

四、抗体纯化及鉴定

（一）盐析法粗提 IgG

盐析法是指在蛋白质溶液中加入不同浓度的中性盐,使蛋白质溶解度降低,分级沉淀析出的方法。该法利用了高浓度中性盐在蛋白质溶液中与蛋白质争夺水分子,使蛋白质分子表面的电荷被大量中和,使其周围水化层变薄或消失,导致蛋白质溶解度降低,从而沉淀析出。本试验用 50%饱和硫酸铵将 γ-球蛋白析出,33%硫酸铵将大部分 IgG 析出。

（1）取免疫血清 10 mL,加入 10 mL 无菌生理盐水,混匀,置于磁力搅拌器上,逐滴加入饱和硫酸铵 20 mL,使其饱和度为 50%,室温静置 30 min。

（2）4 ℃ 10000 r/min 离心 15 min,弃去上清液,主要为白蛋白;收集沉淀物,主要为球蛋白。

（3）将上述沉淀溶于 20 mL 无菌生理盐水中,置于磁力搅拌器上,逐滴加入饱和硫酸铵 10 mL,使其饱和度为 33%,室温静置 30 min 后,4 ℃ 10000 r/min 离心 15 min,弃上清液,收集沉淀。

（4）重复步骤(3),用 33%硫酸铵再提取 1 次,离心,弃上清液,收集沉淀。

（5）将上述沉淀用 4 mL PBS 溶解,转入透析袋中,透析 24 h,每 6 h 换液一次,去除其中的硫酸铵。用纳氏试剂检测,无黄色沉淀产生为止。

(6) 自透析袋内取少量样品适当稀释,用紫外分光光度计测定蛋白含量,－20 ℃保存备用。

$$蛋白含量(mg/mL) = (1.45 \times A_{280\ nm} - 0.74 \times A_{260\ nm}) \times 样品稀释倍数$$

(二)离子交换层析法纯化 IgG

离子交换层析是以离子交换剂作为固定相,利用流动相组分离子与固相离子进行可逆交换时的结合力大小不同,将流动相组分进行分离的一种方法。本试验利用 DEAE-Sephadex A-50(二乙氨基-乙基-葡聚糖凝胶 A-50)层析柱纯化血清 IgG。DEAE-Sephadex A-50 为弱碱性阴离子交换剂。血清中的 γ-球蛋白属于中性蛋白(等电点为 pH 6.85～7.5),其余均属酸性蛋白。在 pH 7.2～7.4 的环境中,酸性蛋白带正电荷,均被 DEAE-Sephadex A-50 吸附,只有 γ-球蛋白不被吸附。因此,通过层析,γ-球蛋白首先流出,而其他蛋白则被吸附在柱上,从而可分离获得纯化的 IgG。

(1) DEAE-Sephadex A-50 预处理:称取 DEAE-Sephadex A-50 5 g,加入 500 mL 蒸馏水中,1 h 后弃去上层细粒。按每克 DEAE-Sephadex A-50 加 0.5 mol/L NaOH 溶液 15 mL 的比例,将 DEAE-Sephadex A-50 浸泡于 0.5 mol/L NaOH 溶液中,混匀,静置 30 min,抽滤装置进行抽滤,反复用蒸馏水抽洗至 pH 中性;再以 0.5 mol/L HCl 溶液进行上述操作,最后以 0.5 mol/L NaOH 溶液再处理一次。处理完后,将 DEAE-Sephadex A-50 浸泡于 0.1 mol/L pH 7.4 PBS 中过夜。

(2) 装柱:将层析柱垂直固定于滴定铁架上,于柱底垫一圆形尼龙纱,出水口接一塑料管并关闭开关。将 0.1 mol/L pH 7.4 PBS 沿玻璃棒倒入柱中至 1/4 高度,再倒入步骤(1)中的糊状 DEAE-Sephadex A-50 凝胶至沉降到 2～3 cm 高时,开启出水口螺旋夹,控制流速 1 mL/min,同时连续倒入糊状 DEAE-Sephadex A-50 凝胶至 30 cm。关闭出水口,DEAE-Sephadex A-50 凝胶完全沉降后,柱面放一圆形滤纸片,以橡皮塞塞紧柱上口。通过插入橡皮塞之针头及所连接的塑料管与洗脱液瓶相连接。

(3) 平衡:开启出水口螺旋夹,控制流速为 12～14 滴/分,使约 2 倍柱床体积的洗脱液流出。并以 pH 计与电导仪分别测定洗脱液及流出液之 pH 与离子强度,两者达到一致时关闭出水口,停止平衡。

(4) 加样及洗脱:开启上口橡皮塞及出水口螺旋夹,使柱中液体缓慢滴出,当柱面液体与柱面相切时,立即关闭出水口,以毛细滴管沿柱壁加入样品(经洗脱液平衡)2 mL(样品体积应＜柱床体积的 2%,蛋白浓度以低于 100 mg 为宜)。松开出水口螺旋夹使柱面样品缓慢进入柱内,至与柱面相切时,立即关闭出水口,以少量洗脱液洗柱壁 2～3 次;再开启出水口螺旋夹,使洗脱液进入床柱,随后立即于柱面上加入洗脱液,塞紧柱上口,使整个洗脱过程成一密闭系统。并控制流速为 12～14 滴/分。

NOTE

（5）收集：开始洗脱的同时就以试管进行收集。每管收集 3 mL。

（6）测蛋白：紫外分光光度计分别测定每管 $A_{280\,nm}$ 与 $A_{260\,nm}$，按公式计算各管蛋白含量。并以 $A_{280\,nm}$ 为纵坐标，以试管编号为横坐标，绘制洗脱曲线。

（7）合并、浓缩：将洗脱峰的上坡段与下坡段各管收集液分别进行合并，以 PEG（MW6000）浓缩至所需体积，于 4 ℃ 保存备用。

（8）DEAE-Sephadex A-50 凝胶的再生：在柱上先以 2 mol/L NaCl 洗脱蛋白至流出液的 $A_{280\,nm}$＜0.02，再以蒸馏水洗去柱中盐。然后按预处理过程将 DEAE-Sephadex A-50 再处理一遍即达到再生。近期用时泡于洗脱液中，4 ℃ 保存；近期不用时，以无水乙醇洗 2 次，再置于 50 ℃ 温箱烘干，装瓶内保存。

【结果判定】

通过试验制备得到相应浓度的合格的伤寒 O 菌液和 H 菌液，免疫家兔后，心脏采血分离血清，并纯化 IgG。

【注意事项】

（1）注意无菌操作，防止菌液污染。

（2）菌液在使用时应充分混匀，避免细菌团存在。

（3）免疫动物时，也要注意无菌操作，防止动物被感染而导致中途死亡。

（4）盐析时，如果溶液内蛋白质浓度过高，应做适当稀释，避免蛋白质的共沉淀作用，影响蛋白质的纯化。

（5）加入饱和硫酸铵溶液时，一定要边滴加边搅拌，避免其他蛋白质的共沉淀。

（6）样品与 DEAE-Sephadex A-50 凝胶必须用洗脱液彻底平衡后，才能进行柱层析。

（7）所装的柱床必须表面平整，无沟流及气泡，否则应重装。

（8）洗脱过程中应严格控制流速，切勿过快。

（9）上样体积要小，浓度不宜过高。

（10）加样及整个洗脱过程中，严防柱面变干。

【方法学评价】

（1）多克隆抗体均一性较差，但其可结合抗原的多个表位，故亲和力高，而且制备的方法简单，周期较短，故其在临床和科研中具有一定的应用价值。

（2）盐析法是经典的蛋白质分离技术，硫酸铵是最常用的盐析剂，其溶解度高、受温度影响小、不易引起蛋白质变性，但因其含有氮，需透析去除，避免影响蛋白质测定。一般用于 IgG 的粗提。

（3）离子交换法操作复杂，所需时间长，交换柱设备要求高，受 pH 影响大，但其分离纯度高，蛋白质活性不受影响，交换剂可再生，也是纯化抗体常用的方法。

【实际应用】

用于多克隆抗体的制备及 IgG 的粗提及纯化。

【思考题】

（1）为什么颗粒性抗原可以直接免疫动物,而可溶性抗原要与佐剂一同免疫?

（2）制备免疫血清时,选择免疫动物的依据是什么? 如何制订免疫程序?

（3）通过哪些措施可提高蛋白质盐析分离效率?

（4）离子交换层析的原理是什么?

（刘晓霞）

NOTE

第六章 适应性免疫细胞检测技术

适应性免疫主要由淋巴细胞介导,通过淋巴细胞功能检测,评估机体适应性免疫状态。淋巴细胞检测主要包括淋巴细胞的分离、计数、功能检测等。本部分主要介绍从外周血分离淋巴细胞以及淋巴细胞的增殖功能检测。

实验十六 淋巴细胞功能检测

【实验目的】

理解淋巴细胞功能检测的流程。掌握 Ficoll 法分离外周血单个核细胞、黏附贴壁法分离单核细胞和淋巴细胞的方法,并掌握淋巴细胞增殖试验的原理及操作流程。

【实验原理】

根据外周血中各类细胞密度不同,红细胞和多形核粒细胞密度为 1.092,单个核细胞密度为 1.075~1.090,血小板密度为 1.030。利用密度为 1.075~1.090、等渗的分离液进行单次密度梯度离心,不同密度的细胞呈梯度分布。红细胞和多形核粒细胞的密度大于分离液,同时由于聚蔗糖的作用,红细胞呈缗钱状,沉积于管底;血小板因密度小而悬浮于血浆中;单个核细胞密度与分离液相当,紧贴在分离液的上方,呈乳白色云雾层。吸取该层细胞,洗涤后即获得单个核细胞。

利用单核细胞具有黏附玻璃、塑料等贴壁生长的特性,将上述分离的单个核细胞在玻璃器皿中培养,将单核细胞和淋巴细胞分开。

体外培养时,T 淋巴细胞在有丝分裂原(植物血凝素,PHA)的刺激下被活化,细胞的代谢和形态发生改变,通过形态学检查法计算 T 淋巴细胞的转化率,通过四唑盐(MTT)比色法检测淋巴细胞的增殖水平。

【实验材料】

1. 标本 肝素抗凝外周血等。

2. 试剂 淋巴细胞分离液(Ficoll 分离液)、Hanks 液、台盼蓝染液、RPMI 1640 完全培养基、0.01 mol/L pH 7.4 PBS、姬姆萨染液、植物血凝素(PHA,用 RPMI 1640 完全培养液稀释至 500 μg/mL 和 50 μg/mL 两个浓度)、MTT(用 0.01 mol/L pH 7.4 PBS 稀释为 5 mg/mL)、二甲基亚砜(DMSO)等。

3. 器材 水平离心机、显微镜、细胞计数板、无菌 15 mL 离心管、无菌培养皿、CO_2 培养箱、

NOTE

超净台、96 孔培养板、酶标仪等。

【实验方法】

一、外周血单个核细胞分离

（1）取静脉血 2 mL，肝素抗凝，加入等量 Hanks 液混匀稀释。

（2）取淋巴细胞分离液 2 mL 加入无菌 15 mL 离心管中，用毛细管将稀释全血 4 mL 在距分离液液面上 1 cm 处，沿管壁缓慢加入分离液上，使两者保持清晰界面。

（3）将离心管置于水平离心机内，2000 r/min，离心 20 min。

（4）离心后，管内液体自上而下分为 4 层，分别为血浆层（含血小板）、单个核细胞层、分离液层、多形核粒细胞和红细胞层。在血浆层和分离液层之间有一呈云雾状的乳白色膜层，即为单个核细胞层。

（5）用毛细管轻轻插入白膜层，沿管壁周缘吸出该层，移入另一无菌离心管中。

（6）加入 5 倍体积的 Hanks 液混匀，1500 r/min 离心 10 min，弃上清液，将细胞沉淀重复洗涤 2 次。

（7）末次离心后，吸尽上清液，加入 RPMI 1640 完全培养基至 2 mL。

（8）吸取 10 μL 细胞悬液，加入 90 μL Hanks 液，混匀。吸取 10 μL 滴入细胞计数板，进行计数。

（9）取 50 μL 步骤（7）的细胞悬液与 50 μL 台盼蓝染液混匀，室温静置 3 min，取 10 μL 滴入细胞计数板，计算活细胞百分率。

二、黏附贴壁法分离单核细胞和淋巴细胞

（1）将上述分离的单个核细胞放入无菌培养皿，于 37 ℃、5%CO_2 培养箱培养 2 h。

（2）吸出非贴壁细胞移入无菌离心管，即为淋巴细胞。

（3）加入 Hanks 液至 5 mL，1500 r/min 离心 10 min，弃上清液。再重复洗涤 1 次。

（4）末次离心后，吸尽上清液，加入 RPMI 1640 完全培养基重悬细胞，按前述方法计数细胞，并调整细胞浓度为 1×10^6/mL。

三、T 淋巴细胞增殖试验

（一）形态学检查法

T 淋巴细胞在 PHA 的刺激下可发生转化，细胞形态发生改变，如细胞体积增大、细胞质增多、出现空泡、染色质疏松、核仁明显等。通过染色、镜检，计算淋巴细胞转化率，可反映机体的细胞免疫功能。

（1）准备 2 个盛有 1.8 mL RPMI 1640 完全培养基的培养瓶，各加入肝素抗凝血 0.2 mL，

NOTE

73

在其中 1 个培养瓶中加入 500 μg/mL 的 PHA 0.1 mL;另 1 个不加,作为对照。混匀后,置于 37 ℃、5%CO₂ 培养箱培养 72 h,每天旋转摇匀一次。

(2) 培养结束后,将细胞悬液移入无菌离心管,1500 r/min,离心 10 min,弃上清液,取沉淀细胞涂片,干燥,姬姆萨染色。

(3) 油镜下计数 200 个淋巴细胞,观察淋巴细胞的形态变化,计算淋巴细胞转化率。

$$淋巴细胞转化率 = \frac{转化的淋巴细胞数}{转化的淋巴细胞数 + 未转化的淋巴细胞数} \times 100\%$$

(二) MTT 比色法

MTT 比色法是一种检测细胞存活和生长的方法。MTT 溶液呈淡黄色。T 淋巴细胞经 PHA 刺激后活化增殖,其细胞内线粒体中的琥珀酸脱氢酶活性升高,使外源性 MTT 还原为不溶性的蓝紫色结晶甲膳(formazan)并沉积在细胞中或细胞周围,甲膳经二甲基亚砜(DMSO)溶解成蓝紫色溶液。甲膳的生成量与细胞增殖活化的程度呈正相关。用酶联免疫检测仪测定细胞培养物的 $A_{570 nm}$,可反映细胞活化增殖情况。

(1) 将前述制备的淋巴细胞悬液加入 96 孔板,每孔 100 μL,每个样品重复 3 个孔,并设相应对照孔。试验孔加入 50 μg/mL 的 PHA 100 μL,对照孔加不含 PHA 的 RPMI 1640 完全培养基 100 μL。

(2) 混匀后,置于 37 ℃、5%CO₂ 培养箱培养 72 h。

(3) 于培养结束前 4 h,每孔加入 MTT 20 μL,混匀,继续培养至 72 h。

(4) 培养结束,将培养板 1500 r/min 离心 10 min,吸弃上清液。加入 PBS 200 μL,1500 r/min 离心 10 min。洗涤细胞 2 次。

(5) 每孔加入 DMSO 150 μL,低速振荡 10 min。充分溶解后,酶标仪于 570 nm 波长进行检测。

$$刺激指数 = \frac{试验孔 A_{570} 均值}{对照孔 A_{570} 均值}$$

【结果判定】

通过试验分离出单个核细胞,其细胞得率高于 80%,细胞活力高于 95%。并分离出淋巴细胞,计算淋巴细胞转化率和刺激指数。

【注意事项】

(1) 注意无菌操作,防止细胞污染。

(2) 细胞的相关操作要轻柔、迅速,避免细胞损伤影响实验结果。

(3) PHA 浓度要适当,浓度过大对细胞有毒性,太小不足以刺激 T 淋巴细胞活化,试验前应先确定最适浓度,而且批次不同,最适浓度也可能不同,需重新确定。

【方法学评价】

(1) 密度梯度离心法和黏附贴壁法是分离单个核细胞、单核细胞和淋巴细胞常用的方法,经济、简便、速度快、纯度高,所得细胞能满足多种试验的要求,是免疫细胞检测技术中最基本的方法之一。

（2）形态学检查方法检测淋巴细胞转化,简便易行、设备要求低,但易受主观因素影响。

（3）MTT 比色法操作简便、结果可观、无放射性污染,是检测细胞增殖情况常用方法之一。

【实际应用】

（1）密度梯度离心法和黏附贴壁法主要用于分离单个核细胞、单核细胞和淋巴细胞,服务于进一步的相关细胞试验。

（2）形态学检查法和 MTT 比色法通过对淋巴细胞增殖功能检测,评估机体细胞免疫状态。

【思考题】

（1）如何检测细胞得率和细胞活力?

（2）除淋巴细胞增殖试验外,还有哪些试验可评价淋巴细胞的功能?

（王雪玲）

NOTE

第三篇

免疫技术在临床上的应用

第七章 超敏反应性疾病的免疫学检测

超敏反应(hypersensitivity)是机体受到抗原持续刺激或再次受到相同抗原刺激后产生的以组织损伤或生理功能紊乱为特征的免疫应答,是一类异常的病理性免疫应答,可引起多种临床疾病,这类疾病称为超敏反应性疾病。1963 年,Gell 和 Coombs 根据超敏反应发生的机制和临床特点,将其分为 I、II、III 和 IV 型。 I、II 和 III 型超敏反应由抗体介导,可经血清被动转移。IV 型超敏反应由 T 淋巴细胞介导,可经细胞被动转移。

实验十七 I 型超敏反应的免疫学检测

一、豚鼠致敏试验

【实验概要】

用小剂量的异种蛋白接种豚鼠,经过一定时间的潜伏期后,豚鼠即可处于致敏状态。当豚鼠再次接受较大量的相同抗原时,抗原激发肥大细胞和嗜碱性粒细胞释放多种活性介质,迅速导致严重的过敏反应,使机体出现功能紊乱,最终发生过敏性休克甚至死亡。

试验时,取豚鼠 3 只,经腹腔或皮下给 A 豚鼠注射用生理盐水 1∶10 稀释的马血清 0.1 mL,给 B 豚鼠注射用生理盐水 1∶10 稀释的鸡蛋清 0.1 mL,C 豚鼠仅注射 0.1 mL 生理盐水作为阴性对照。2~3 周后,向 A、B 豚鼠经耳缘静脉或心脏内注射马血清原液 0.5 mL,向 C 豚鼠注射生理盐水 0.5 mL。注射后,密切观察豚鼠的反应。

【实验结果】

A 豚鼠因为注射了同一变应原马血清,注射后数分钟出现烦躁、不安,用前爪搔鼻、耸毛、咳嗽、打喷嚏等表现,重者出现呼吸困难、痉挛、大小便失禁、站立不稳,最后窒息,在数分钟内死亡。将死亡豚鼠解剖,可见肺气肿,豚鼠肠蠕动正常,颜色正常。

由于动物个体反应性不同,反应轻者可逐渐恢复而不死亡,此时动物处于脱敏状态,在短时间内再注射马血清也不出现过敏症状。但脱敏状态是暂时的,大约两周后又可处于致敏状态。

B,C 豚鼠均不出现过敏症状。

【临床意义】

I 型超敏反应即速发型超敏反应,是机体经变应原致敏后,再次接触变应原时,IgE 介导肥

NOTE

大细胞、嗜碱性粒细胞释放多种活性介质,引起特有症状。此型超敏反应发生快,具有严格的特异性和个体差异,与遗传背景相关。常见的有过敏性休克、呼吸道过敏反应、消化道过敏反应、皮肤过敏反应等。

豚鼠致敏试验是一个经典的动物过敏性休克试验,方法简单、重复性好,过敏反应现象与人类过敏性休克反应相似。通过试验可加深对Ⅰ型超敏反应发病机制的理解,提高对人类过敏反应防治重要性的认识。另外,本试验也可用于抗过敏药物的筛选。

二、过敏反应皮肤试验

【实验概要】

过敏反应皮肤试验简称皮试,是一种在机体皮肤组织进行的体内免疫学试验。根据变应原的不同,可诱发速发型或迟发型皮肤超敏反应。可以作为变应原的物质种类繁多,例如动物皮屑、花粉、屋尘螨、真菌、物理粉尘、青霉素和各种食品等。

皮肤试验最常用的部位是前臂屈侧,因为此处皮肤较为光滑细腻,且便于试验操作和结果观察。根据变应原进入皮肤的途径不同,皮肤试验可分为皮内试验、挑刺试验和斑贴试验。对于Ⅰ型速发型超敏反应常采用挑刺试验和皮内试验。

1. 挑刺试验 挑刺试验也称点刺试验或刺痕试验。测试时将试验抗原液与对照液分别滴于试验部位皮肤上,然后用针尖透过液滴在皮肤上轻轻地挑刺一下,以刺破皮肤但不出血为度;1 min后拭去抗原液。

2. 皮内试验 将0.02～0.03 mL试验抗原液和对照液用皮试针头分别注入皮内(不是皮下),使局部形成一圆形小丘。如注射多种变应原,则注射位置应间隔4～6 cm,防止发生重叠,且应标记清楚。皮内试验是最常用的皮肤试验。

【实验结果】

Ⅰ型超敏反应在抗原刺激后15～30 min内观察结果。挑刺试验的阳性反应以红晕为主,皮内试验的阳性反应则以风团为主。反应常是椭圆形或不规则形,此时可将最大、最小直径之和除以2,即为反应直径。判定标准见表17-1。

表17-1 Ⅰ型超敏反应皮试判断标准

级别	红晕直径/mm	风团直径/mm
一	<5	<5
±	5～10	5～10
+	11～20	5～10
++	21～30	5～10
+++	31～40	10～15
++++	>40	>15

注:皮内试验的阳性反应以风团为主,红晕大小作为参考;风团若有伪足,可上调一级。

【参考值】

Ⅰ型超敏反应：正常人红晕或风团在 30 min 内为阴性（直径＜5 mm）。

【临床意义】

皮肤试验属于活体试验，能反映机体各种因素综合作用的实际免疫状态，操作简便、结果可信度高，所以在临床和防疫工作中应用较广。

1. 寻找变应原 过敏反应防治的重要原则之一是回避变应原，而回避的前提是明确变应原，皮肤试验就是确定变应原的常用方法。例如支气管哮喘、荨麻疹和过敏性鼻炎等Ⅰ型超敏反应均可用皮肤试验来帮助变应原的诊断。

2. 预防药物或疫苗过敏 对患者首次注射某批号的青霉素、链霉素等易过敏药物或易过敏疫苗之前，必须做过敏试验；如果患者呈阳性反应，则应更换其他药物。注射抗破伤风血清、抗狂犬病血清等异种免疫血清前也必须做过敏试验；如果患者呈阳性反应就需换用精制抗体或进行脱敏治疗（少量多次注射，使抗原逐渐中和血液中的抗体）。

应注意的是，若已知对某种物质高度过敏，则不宜再做皮试；身体虚弱、哮喘发作期及不合作的儿童也不宜做皮试。皮试时应配备常规的抢救药品和设施。

三、血清 IgE 的检测

IgE 是介导Ⅰ型超敏反应的抗体，因此检测血清总 IgE 和特异性 IgE 对Ⅰ型超敏反应的诊断和变应原的确定很有价值。

(一) 血清总 IgE 的测定

【实验概要】

血清总 IgE 是针对各种变应原的 IgE 的总和。正常情况下血清 IgE 水平较低，用常规测定 IgG 或 IgM 的凝胶扩散法检测不出 IgE，必须用高度敏感的方法如放射免疫测定法、酶联免疫测定法和化学发光免疫法等进行检测。

【实验结果】

血清总 IgE 水平一般用国际单位（IU）或 ng 表示，1 IU＝2.4 ng，相当于 WHO 标准冻干血清制剂 0.00928 mg 内所含的 IgE 量。

【参考值】

正常人群血清 IgE 水平范围较广，受环境、种族、遗传、年龄、检测方法及取样标准等因素的影响，且不遵循正态分布。各实验室应该根据患者人群建立参考值范围。儿童血清 IgE 水平与年龄密切相关，出生后随年龄增长而逐渐升高，7～10 岁可达到成人水平。一般情况下，成人血清 IgE 参考值上限为 100 IU/mL。

【临床意义】

非过敏体质个体血清总 IgE 水平低，而过敏体质个体血清总 IgE 水平高，因此血清总 IgE

NOTE

81

测定常被用作对遗传性过敏疾病(如过敏性哮喘、季节性过敏性鼻炎、特应性皮炎和花粉症等)进行诊断的工具。此外,血清 IgE 升高可见于寄生虫感染、支气管肺曲菌病及 Wiskott-Aldrich 综合征等疾病。

上述疾病时 IgE 升高的程度并不一致,在过敏性支气管肺曲菌病时升高最为显著,除了此病和特应性皮炎以及在花粉季节之外,血清总 IgE 水平大幅度升高的患者均应考虑寄生虫感染的可能性。此外建议总 IgE 的测定应结合其他临床测试一起使用,才能进行诊断。

(二) 特异性 IgE 的测定

【实验概要】

过敏患者的血清中存在的针对某一变应原的 IgE 称为特异性 IgE,如对鸡蛋过敏者有针对鸡蛋变应原的 IgE,对蒿草花粉过敏者则有针对蒿草花粉的 IgE。特异性 IgE 只能与其对应的变应原特异性结合,因此需要用纯化的变应原代替抗 IgE 进行检测。目前临床上常用的有放射变应原吸附试验(radioallergosorbent test,RAST)、免疫印迹法和荧光酶免疫测定法。

【实验结果】

1. RAST 将纯化的变应原吸附于固相载体,加入待检血清或 IgE 参考标准品,再与放射性核素标记的抗 IgE 反应,最后测定固相载体的放射活性,通过标准曲线计算出待检血清中特异性 IgE 的含量。

2. 免疫印迹法 将多种特异性变应原依次排列包被在硝酸纤维素膜上,与待检标本中的特异性 IgE 反应,再与酶标记的抗人 IgE 抗体结合,最后加入底物后形成肉眼可见的显色条带。结果观察时根据检测区显色条带出现情况,对照标准谱带指示的包被的变应原情况,即可确定待检血清中含有何种特异性 IgE。

3. 荧光酶免疫测定法 采用内含多孔弹性纤维素粒的帽状新型载体结合变应原,加入待检血清或 IgE 参考标准品,再加入酶标抗人 IgE。最后再加入荧光底物,酶作用于荧光底物产生荧光,在荧光分光光度计上测定荧光强度,荧光强度与 IgE 含量呈线性关系,通过标准曲线计算出待检血清中特异性 IgE 的含量。

【参考值】

特异性 IgE 抗体阴性。

【临床意义】

特异性 IgE 检测主要用于变应原鉴别,为过敏性疾病的诊断提供病因学诊断依据。其灵敏度及特异性均很高,特别是对花粉、屋尘螨、牛奶、鸡蛋、坚果及动物皮屑等变应原特异性 IgE 测定的灵敏度和特异性都在 90% 以上。根据特异性 IgE 含量可确定患者的变应原种类,也可评价患者的过敏状态及脱敏治疗的疗效,此外对哮喘的诊断和鉴别诊断亦有重要帮助。

实验十八 循环免疫复合物的检测

【实验概要】

随着血液循环的免疫复合物称为循环免疫复合物(circulating immune complex,CIC)。CIC 的检测可以证实某些疾病是否与 III 型超敏反应有关,也可帮助分析判断疾病的进程及转归。CIC 的检测方法可分为抗原特异性方法和抗原非特异性方法两类。在大多数情况下,由于免疫复合物中的抗原性质并不清楚或非常复杂,因此检测抗原特异性 CIC 比较困难,目前还没有建立常规、实用的抗原特异性 CIC 检测方法。而抗原非特异性方法不考虑免疫复合物中抗原的性质,根据免疫球蛋白分子结合抗原以后发生的物理学和生物学特性的改变进行检测,其检测方法种类繁多,如聚乙二醇(polyethylene glycol,PEG)沉淀法、抗补体试验、胶固素结合试验和 C1q 结合试验等。

【实验结果】

判定免疫复合物为发病机制的证据有三点:①病变局部有免疫复合物沉积;②CIC 水平显著升高;③明确免疫复合物中的抗原性质。第三点证据有时很难获得,但至少要具备前两点,单独 CIC 水平升高不足为凭。此外,CIC 的检测方法很多,其检测原理各异,且受到复合物内免疫球蛋白种类及亚类、复合物大小、抗原与抗体比例、固定补体能力等因素的影响,不同方法检测结果有时不统一。因此,最好几种方法同时进行,以提高阳性检出率;如能联合免疫组化法检测,则更具有诊断价值。

【参考值】

PEG 沉淀法:血清 CIC 参考值为(4.3±2.0) mg/L,≥8.3 mg/L 为阳性。

抗补体试验、胶固素结合试验:血清 CIC 为阴性。

C1q 结合试验:(197±40) mg/L。

【临床意义】

CIC 升高与某些临床疾病的发病有关,例如系统性红斑狼疮、类风湿关节炎、结节性多动脉炎、急性链球菌感染后肾小球肾炎及慢性活动性肝炎等。因此检测 CIC 对这些疾病有辅助诊断价值,有助于监视这些疾病的发展,协助判断其疗效和预后,并对探讨 III 型超敏反应性疾病的发病机制有一定意义。

(谢闰娥)

NOTE

第八章　感染性疾病的免疫学检测

感染性疾病是指病毒、广义上的细菌和真菌等病原微生物侵入宿主机体引起的疾病。当病原体侵入机体,病原体本身或其游离的抗原可能存在于血液循环、分泌物或其他体液中,并且这些抗原通过刺激机体免疫系统发生免疫应答,会产生相应特异性抗体。临床上可通过临床标本中特异性抗原或抗体的定性或定量测定,来辅助诊断患者是否存在某种特定病原体的感染,以明确诊断。同时,有些病原体的抗原量或相应抗体量的变化,直接关系到患者疾病治疗方案的选择及疗效的判断。目前对病原体抗原和抗体的免疫测定,临床实验室常用的方法主要有酶联免疫吸附试验(enzyme-linked immunosorbent assay,ELISA)、化学发光免疫测定(chemiluminescence immunoassay,CLIA)、免疫印迹试验(immunoblot test,IBT)、间接免疫荧光试验(indirect immunofluorescence assay,IFA)、免疫凝集试验、胶体金免疫层析或渗滤试验等。

实验十九　抗链球菌溶血素 O 检测

【实验概要】

A 群溶血性链球菌能产生一种可以溶解人及动物红细胞的代谢产物,称为链球菌溶血素 O(streptoplysin O,SLO)。人体感染 A 群溶血性链球菌后,SLO 可作为抗原刺激机体产生特异性抗体,称为抗链球菌溶血素 O(anti-streptoplysin O,ASO)。A 群链球菌感染可导致风湿热,常见的如风湿性心脏病、风湿性关节炎等。定性或定量测定 ASO 对于诊断 A 群链球菌感染很有价值,其存在及含量可反映感染的严重程度,尤其对于风湿性关节炎的确诊有重要的参考价值。临床实验室通常采用胶乳凝集试验和速率散射比浊法定性和定量检测患者血清中的 ASO。

1. 胶乳凝集试验　将 SLO 包被于聚苯乙烯胶乳颗粒上形成抗原致敏颗粒,与患者血清中 ASO 在黑色反应板上混合,可出现肉眼可见的白色凝集颗粒。此法简便、快速,但灵敏度较低,只能定性或半定量测定 ASO。

2. 速率散射比浊法　患者血清中 ASO 与相应抗抗体在液相中发生沉淀反应,光线通过检测溶液时,被反应形成的免疫复合物折射而部分偏转,产生散射光。散射光强度与液相中免疫复合物的含量成正比,通过检测散射光强度而获得待检抗原量。速率散射比浊法是在抗原抗

NOTE

体反应的最高峰(约在 1 min 内)测其复合物形成的量,免疫复合物增多的最大速度与待检抗原量呈正相关。此法可定量测定 ASO,自动化程度高,具有快速、灵敏、准确、精密等优点,但需要专用仪器、试剂价格相对较贵,且对抗体的质量要求较高。

【实验结果】

1. 胶乳凝集试验　定性:出现明显白色凝集颗粒者为阳性。半定量:出现明显白色凝集颗粒的最高稀释倍数为血清中 ASO 的滴度(或效价)。

2. 速率散射比浊法　在抗原抗体反应最高峰测其复合物形成的量。

【参考值】

1. 胶乳凝集试验　正常参考值:成人 0~200 IU/mL,儿童< 250 IU/mL。正常值因年龄、季节、气候、链球菌流行情况,尤其地区而有所差别。

2. 速率散射比浊法　正常未感染人群:0~116 IU/mL。

【临床意义】

(1) 溶血性链球菌感染引起风湿热、急性肾小球肾炎、猩红热、结节性红斑、咽炎、扁桃体炎等疾病时多数情况下 ASO 值明显升高,尤其是风湿热、急性肾小球肾炎。一般 A 群链球菌感染后 1 周,ASO 值即开始升高,4~6 周可达高峰,并持续数月,当感染减退时,ASO 值下降并在 6 个月内回到正常值,如果 ASO 值不下降,提示可能存在复发感染或慢性感染。在风湿热患者感染后 4~6 周,有 80% 可见 ASO 值升高,常伴有血沉增快及白细胞增多,有助于鉴别诊断,但 ASO 值与血沉的变化均无特异性,即使在患者 ASO 值和血沉都增加的情况下,对活动性风湿病的诊断,仍应结合临床表现来考虑。

(2) 由于人们常与 A 群链球菌接触,正常人也存在低效价的抗体,通常效价<133 IU/mL,当效价>200 IU/mL 时,才被认为有诊断价值;ASO 值超过 400 IU/mL,提示有过溶血性链球菌感染。

(3) 少数非溶血性链球菌感染的疾病也可见 ASO 值升高。如病毒性肝炎、肾病综合征、结核病、结缔组织病、亚急性感染性心内膜炎、多发性骨髓瘤、高胆固醇血症、巨球蛋白血症等疾病。

(4) 寒冷地区、寒冷季节时,正常人 ASO 值会升高。

实验二十　乙型病毒性肝炎病毒血清学检测

【实验概要】

乙型病毒性肝炎(hepatitis B,HB,简称乙肝)是由乙肝病毒(hepatitis B virus,HBV)感染

NOTE

引起的威胁人类健康的最重要传染病之一。HBV 属于肝 DNA 病毒科,正嗜肝病毒属。在感染患者的血液中,可见到三种不同形态和大小的 HBV 颗粒:大球形颗粒(是完整的 HBV 颗粒,又称 Dane 颗粒)、小球形颗粒和管形颗粒。HBV 颗粒上存在多种抗原成分,侵入机体后刺激机体免疫应答可产生相应的特异性抗体,患者血清中存在的 HBV 抗原及相应抗体构成了 HBV 的血清标志物。通过免疫学方法检测 HBV 血清标志物是临床上诊断 HBV 感染最常用的病原学诊断方法。

HBV 血清标志物主要包括三个抗原抗体系统:①乙肝表面抗原(HBsAg),是存在于 Dane 颗粒、小球形和管形颗粒的外衣壳蛋白,包括 S、前 S1(Pre-S1)和前 S2 蛋白(Pre-S2)。HBsAg 是 HBV 感染后出现的第一个血清标志物,具有很强的抗原性,刺激机体可产生乙肝表面抗体(抗 HBs 或 HBsAb)。抗 HBs 是一种保护性抗体,可中和 HBV 颗粒,以治愈或预防 HBV 感染;一般抗 HBs 在 HBsAg 从血清中消失后出现。②乙肝 e 抗原(HBeAg),是一种可溶性抗原,存在于 Dane 颗粒的内衣壳上。HBeAg 是 HBV 在体内正在进行复制、传染性较强的标志物。HBeAg 可刺激机体产生相应乙肝 e 抗体(抗 HBe 或 HBeAb),抗 HBe 对 HBV 感染不具有保护作用。抗 HBe 出现于 HBeAg 转阴后,其出现比抗 HBs 晚但消失快。③乙肝核心抗原(HBcAg)是一种颗粒性抗原,存在于 Dane 颗粒的核心部分以及受感染肝细胞核内,是 HBV 存在和复制活跃的直接指标,但血液中微量,不易检出。HBcAg 抗原性强,在 HBV 感染早期即可刺激机体产生乙肝核心抗体(抗 HBc 或 HBcAb),较抗 HBs 出现早得多,早期以抗 HBc-IgM 为主,随后产生抗 HBc-IgG 抗体。目前检测的 HBV 血清标志物主要有 HBsAg 与抗 HBs、HBeAg 与抗 HBe、抗 HBc(抗总 HBc,以 IgG 为主)和抗 HBc-IgM。另外 Pre-S1 抗原也是十分重要的病毒复制指标,Pre-S1 可随 HBeAg 消失而消失,且与病毒转阴时间呈正相关关系,因此可作为病毒清除和病毒转阴的参考指标。Pre-S2 抗原位于 HBV 表面抗原蛋白的 N 末端,与 HBsAg 阳性存在显著相关性。在急性乙肝中 Pre-S2 抗原和 HBeAg 可作为 HBV 复制的标志;而在慢性乙肝中,Pre-S2 抗原的出现提示慢性乙肝进入活动期。

目前 HBV 血清标志物常用的检测方法为 ELISA、胶体金免疫层析试验(胶体金试纸条法)和 CLIA。ELISA 是通过特定酶催化其专一底物显色的程度来检测抗原或抗体,此法成本不高,技术成熟,有一定灵敏度和精确度,但低于 CLIA,常用于定性检测 HBV 血清标志物;CLIA 采用自动化程度较高的精密仪器——化学发光仪,测定示踪物化学发光剂发光的程度来测定抗原或抗体,此法检测速度快、操作简便、灵敏度高、线性范围大,一般用于定量检测 HBV 血清标志物;胶体金免疫层析试验可用于床边检测,操作简便、快速,但灵敏度不高,常用于快速检测 HBV 血清标志物。这三种方法在检测各项 HBV 血清标志物时,具体技术类型有所不同,详见表 20-1。

表 20-1 HBV 血清标志物常用检测方法及技术类型

标志物	ELISA	胶体金免疫层析试验	CLIA
HBsAg	双抗体夹心法	双抗体夹心法	双抗体夹心法
抗 HBs	双抗原夹心法	双抗原夹心法	双抗原夹心法
HBeAg	双抗体夹心法	双抗体夹心法	双抗体夹心法
抗 HBe	竞争法	竞争法	竞争法
抗 HBc	竞争法、双抗原夹心法	竞争法、双抗原夹心法、间接法	竞争法
抗 HBc-IgM	捕获法	捕获法	—
Pre-S1 抗原	双抗体夹心法	—	—
Pre-S2 抗原	双抗体夹心法	—	—

【实验结果】

1. ELISA HBV 血清标志物采用不同的 ELISA 技术类型,大致分为非竞争法和竞争法,相应有两种不同的实验结果,详见表 20-2。

表 20-2 ELISA 检测 HBV 血清标志物的实验结果判读

标志物	技术类型	阳性	阴性	有效性判断及临界值计算
HBsAg	双抗体夹心法	样本吸光度(A)值≥临界值(cut-off 值)	样本 A 值＜cut-off 值	按试剂盒说明书先判断阴性对照 A 值、阳性对照 A 值是否在有效值范围内,再按说明书给定临界值计算公式计算 cut-off 值
抗 HBs	双抗原夹心法			
HBeAg	双抗体夹心法			
抗 HBc	双抗原夹心法			
Pre-S1 抗原	双抗体夹心法			
Pre-S2 抗原	双抗体夹心法			
抗 HBe	竞争法	样本 A 值≤cut-off 值	样本 A 值＞cut-off 值	
抗 HBc	竞争法			

2. 胶体金免疫层析试验 采用的是胶体金免疫层析技术,由于具体检测 HBV 血清标志物时具体技术类型有所差异,大致也分为非竞争法和竞争法,相应有两种实验结果,详见表 20-3。

表 20-3 胶体金试纸条试验检测 HBV 血清标志物的实验结果判读

标志物	技术类型	阳性	阴性	无效
HBsAg	双抗体夹心法	出现两条红线:检测红线和质控红线	仅一条质控红线	质控红线不出现
抗 HBs	双抗原夹心法			
HBeAg	双抗体夹心法			
抗 HBe	竞争法	仅一条质控红线	出现两条红线:检测红线和质控红线	
抗 HBc	竞争法			

3. CLIA 本法一般用于定量检测 HBV 血清标志物,各项指标检测结果由设备的软件系统自动计算出,不同检测系统检测下限不同,如 HBsAg 定量检测时检测下限一般为 0.05～0.2

NOTE

IU/mL,要依据 CLIA 说明书判定结果。HBeAg 和抗 HBe、抗 HBc 和抗 HBc-IgM 的检测结果也如此判断。注意定量检测抗 HBs 时结果以 10 mIU/mL 为阳性反应判定值,按照 WHO 推荐的判定标准,检测值≥10 mIU/mL 表明机体具有免疫力。当检测结果在 8～10 mIU/mL 时,建议进行复测,以确定患者的免疫状态,如果检测值<10 mIU/mL 则表明其有既往感染或接种疫苗没有达到免疫效果。

【参考值】

未曾感染或未接种过乙肝疫苗的人群 HBsAg、抗 HBs、HBeAg、抗 HBe、抗 HBc、抗 HBc-IgM 均为阴性,若为定量检测,检测值应低于检测下限。

【临床意义】

1. HBsAg

(1) HBsAg 是乙肝患者血清中首先出现的 HBV 标志物,可作为乙肝的早期诊断和筛查项目。

(2) HBsAg 阳性与其他标志物联合检测可诊断 HBsAg 携带者、急性乙肝潜伏期、急性乙肝和慢性乙肝患者(表 20-4)以及与 HBV 有关的肝硬化或肝癌。HBsAg 阴性不能完全排除乙肝。

(3) 血清中同时出现 HBsAg 和抗 HBs 阳性,可能是不同亚型 HBV 重复感染,即原先存在的抗 HBs 不能中和另一型的 HBsAg。

(4) 无论急性、慢性乙肝还是 HBsAg 携带者,只要在血中或其他体液(唾液、泪液、精液、阴道分泌物、月经、羊水、脐带血、人奶、尿、胆汁、汗液、关节腔液、腹腔积液和脑脊液)中有 Dane 颗粒,HBeAg 或抗 HBe 阳性者,就有传染性。单纯 HBsAg 阳性者,则无传染性。

2. 抗 HBs

(1) 抗 HBs 阳性提示急性感染后的康复。在发病后抗 HBs 转为阳性或效价显著升高,也有诊断乙肝的价值。临床上一向认为抗 HBs 是一种免疫保护性抗体,少数抗 HBs 阳性感染者可以形成免疫复合物,也可以同时出现皮疹、关节炎、肾炎等免疫反应性变化,但如伴有高滴度抗 HBs 者,不能排除肝脏有持续性 HBV 感染的可能。

(2) 接受抗 HBs 阳性血液的受血者可出现短暂的抗 HBs 阳性。

(3) 在接受 HBV 疫苗接种后,血中可出现抗 HBs 阳性,接受 HBV 疫苗者的血中能否检出抗 HBs,也是衡量该乙肝疫苗接种效果的最主要指标。

(4) 抗 HBs 与 HBsAg 同时阳性可见于急性重型肝炎或慢性活动性肝炎患者,此类患者为免疫功能低下或异亚型感染,如同时抗 HBc 阳性则预后不良。

(5) 隐性感染者于 4～5 个月产生低滴度抗 HBs 阳性,不能防止再感染。

3. HBeAg

(1) HBeAg 阳性是乙肝传染性的标志。在急性乙肝的早期常可检测到 HBeAg 阳性,感染时间越短,HBeAg 阳性可能性越大。HBeAg 滴度越高,HBeAg 检出率越高。HBeAg 和 HBV

复制成正比,也和肝脏损害成正比。HBeAg、DNA 聚合酶和血中 Dane 颗粒三者之间也有极其明显的平行关系,如同时检出即为 HBV 感染的病毒血症,因而 HBeAg 阳性标志着具有较强的传染性。

(2)HBeAg 对 HBsAg 携带者的判断。①HBsAg 慢性携带者同时伴 HBeAg 阳性者其 HBsAg 的滴度要比单独 HBsAg 阳性者高 4～29 倍,且传染性更强;②HBeAg 阳性,则 HBsAg 携带者自然转阴率显著低于抗 HBe 阳性携带者的转阴率;③母亲是 HBsAg 阳性同时 HBeAg 阳性者,垂直传给婴儿的概率远高于单纯 HBsAg 阳性者。

(3)判断急性乙肝的预后。急性 HBV 感染后,患者血清中 HBeAg 消失,抗 HBe 的产生提示病情好转,若 HBeAg 持续阳性大于 8 周,提示有可能转为慢性乙肝。

4．抗 HBe

(1)HBsAg 阳性伴有抗 HBe 阳性者且有甲胎蛋白(AFP)升高,应密切注意原发性肝癌的可能。

(2)HBeAg 消失和抗 HBe 的出现,意味着 HBV 血清中的病毒被清除或抑制,提示肝炎病情好转,并不意味着慢性乙肝的永久性痊愈,也不能作为无传染性的标志。对于急性乙肝患者来说,可认为是一种病情好转、预后良好的征象。

(3)抗 HBe 持续阳性可能是慢性迁延和恶性变化的信号。

5．抗 HBc

(1)抗 HBc 是 HBV 感染的标志。抗 HBc 的检测提高了 HBV 感染检出率。抗 HBc 高滴度为肝内 HBV 复制指标,低滴度为既往感染。

(2)可作为乙肝急性期的辅助诊断,当 HBsAg 已下降至测不出时,抗 HBc 是急性乙肝的唯一标志,此时称为“窗口期”,高滴度抗 HBc 对乙肝患者诊断极有意义。

(3)抗 HBc 是 HBV 感染流行病学调查的良好指标。

(4)抗 HBc 可用于献血者的筛选。

(5)抗 HBc 可以观察疫苗的安全性。安全的疫苗应是纯的 HBsAg 制品,注射后只出现抗 HBs 阳性,若出现抗 HBc 阳性,应疑为有感染 HBV 的危险,不宜使用。

6．抗 HBc-IgM

(1)用于急性乙肝的诊断。初次感染 HBV 的早期,抗 HBc-IgM 即出现并上升。数月后无论 HBsAg 消失与否,抗 HBc-IgM 总是稳定的,这对于急性乙肝诊断很有意义。HBsAg 阴性急性乙肝患者,如抗 HBc-IgM 阳性且高滴度,可确诊为急性乙肝。故对 HBsAg 阴性的急性乙肝患者,特别需要进行抗 HBc-IgM 检测,可早期为急性乙肝病原学诊断提供依据,提高乙肝诊断率。

(2)急性乙肝的预后判断。抗 HBc-IgM 滴度下降预后佳,迟迟不下降至正常范围者提示有转化为慢性乙肝的可能。

(3)有助于鉴别是新近感染还是既往感染。

（4）急性重型乙肝的诊断。急性重型乙肝患者肝细胞大量坏死,可能影响 HBsAg 生成,血清中达不到可以测出的 HBsAg 浓度,故 HBsAg 阴性。抗 HBs 及抗 HBe 也可阴性,但抗 HBc-IgM 则常呈阳性且滴度高。

7. 乙肝的血清学诊断 需要各项 HBV 血清标志物联合检测,综合结果分析诊断,详见表 20-4。

表 20-4　HBV 血清标志物的临床意义

序号	HBsAg	抗 HBs	HBeAg	抗 HBe	抗 HBc	抗 HBc-IgM	临床意义
1	+	−	−	−	−	−	急性乙肝潜伏期后期,携带者
2	+	−	+	−	−	−	急性乙肝早期或潜伏期
3	+	−	+	−	−	+	急性乙肝早期(俗称"大三阳")
4	+	−	+/−	−	+	++	急性乙肝后期
5	+	−	−	+	+	−	急性 HBV 感染趋向恢复;慢性 HBV 携带者(俗称"小三阳")
6	+	−	−	−	+	−	急性 HBV 感染,慢性 HBV 携带者
7	−	+	−	+	+	−	急性乙肝恢复期、既往感染
8	−	+	−	−	+	−	乙肝恢复期、既往感染
9	−	−	−	+	+	−	既往感染 HBV 或 HBV 急性感染恢复期
10	−	−	−	−	+	−	恢复后期,表明 HBV 既往感染
11	−	+	−	−	−	−	成功接种疫苗,具有免疫力

实验二十一　梅毒螺旋体抗体检测

【实验概要】

梅毒(syphilis)是由梅毒螺旋体(TP)感染引起的一种性传播性疾病。梅毒螺旋体属于苍白密螺旋体苍白亚种,人是唯一的宿主。人体感染 TP 后,可刺激机体免疫应答,产生特异性抗梅毒螺旋体抗体和非特异性抗梅毒螺旋体抗体。特异性抗梅毒螺旋体抗体主要有 IgM 和 IgG 两类,IgM 抗体持续时间短,IgG 抗体可终身存在。非特异性抗梅毒螺旋体抗体又称为反应素,是由螺旋体破坏的组织细胞所释放的类脂样物质以及 TP 自身的类脂和脂蛋白刺激机体产生的 IgM 和 IgG 抗体。反应素也可在非梅毒螺旋体感染的多种急、慢性疾病患者的血清中检出,因此为非特异性抗梅毒螺旋体抗体。

血清学试验是辅助诊断梅毒的重要手段,主要检测特异性抗梅毒螺旋体抗体和非特异性抗梅毒螺旋体抗体。检测根据所用抗原不同,分为非梅毒螺旋体抗原血清学试验和梅毒螺旋体抗原血清学试验。

1. 非梅毒螺旋体抗原血清学试验 本试验使用的抗原是从牛心肌中提取的心磷脂、胆固醇和纯化的卵磷脂，即类脂质抗原，用于梅毒的筛查试验。方法主要有性病研究实验室（venereal disease research laboratory，VDRL）试验、快速血浆反应素（rapid plasma reagin，RPR）试验和甲苯胺红不加热血清试验（toluidine red unheated-serum test，TRUST）。

(1) 性病研究实验室（VDRL）试验：1946 年由美国性病研究实验室建立，故此命名。其原理是以胆固醇作为载体，包被心磷脂和卵磷脂构成 VDRL 抗原胶体颗粒，其中心磷脂作为抗原与抗体发生反应，卵磷脂可加强心磷脂的抗原性，胆固醇载体可增强抗体的灵敏度。应用玻片凝集试验，VDRL 抗原胶体颗粒作为已知抗原试剂与待检血清中反应素发生反应出现凝集现象，需用低倍显微镜观察结果。

(2) 快速血浆反应素（RPR）试验：改良的 VDRL 试验，采用玻片间接凝集试验原理，用未经处理的活性炭颗粒（直径 3～5 μm）载体吸附 VDRL 抗原形成抗原致敏颗粒，与待检血清中反应素在白色卡片上发生免疫反应，形成肉眼可见的黑色凝集颗粒。阳性标本若需半定量检测，可将待检血清用生理盐水倍比稀释后，按定性方法试验。

(3) 甲苯胺红不加热血清试验（TRUST）：与 RPR 试验方法类似，只是将 VDRL 抗原混悬于甲苯胺红染料颗粒载体，与待检血清中反应素在白色卡片上发生免疫反应，出现肉眼可见的粉红色凝集颗粒。阳性标本若需半定量检测，可将待检血清用生理盐水倍比稀释后，按定性方法试验。

2. 梅毒螺旋体抗原血清学试验 用于证实梅毒螺旋体感染，排除非特异性梅毒螺旋体抗原试验的假阳性。试验使用的抗原是梅毒螺旋体的菌体成分，这类试验有多种，国际上通用的试验是荧光螺旋体抗体吸收（fluorescent treponemal antibody-absorption，FTA-ABS）试验、梅毒螺旋体抗体血凝试验（treponema pallidum hemagglutination assay，TPHA）、梅毒螺旋体抗体明胶颗粒凝集试验（treponema pallidum particle agglutination assay，TPPA）、ELISA 和胶体金免疫层析试验等，目前常用后三种。

(1) ELISA-TP 采用双抗原夹心法，将 TP 抗原包被于微孔板，待检血清中如存在抗 TP 抗体，即可与之结合。再加入酶标记抗原，在固相上形成"TP 抗原-抗 TP-酶标记 TP 抗原"双抗原夹心复合物，待加入酶作用底物时发生显色反应，显色程度与抗 TP 抗体含量呈正相关。

(2) 胶体金免疫层析试验采用双抗原夹心法，玻璃纤维素薄膜上预包被胶体金标记的重组梅毒抗原（Au-TP-Ag）与样本中的梅毒抗体（anti-TP）结合形成复合物。由于层析作用复合物沿膜向前移动，与硝酸纤维素膜上预包被的重组抗原形成"抗原-抗体-抗原"结构的免疫复合物而堆集显色。游离的 Au-TP-Ag 则在质控线处与抗 TP 结合而显色。

(3) 梅毒螺旋体抗体明胶颗粒凝集试验（TPPA）多用于梅毒螺旋体的确证试验，采用试管间接凝集试验（微量法），既可定性，又可半定量。原理是将梅毒螺旋体 Nichols 株的精制菌体成分包被于明胶颗粒载体上形成致敏颗粒，与待检血清中的抗 TP 结合，可出现肉眼可见的凝

NOTE

集现象。

【实验结果】

1. 非梅毒螺旋体抗原血清学试验结果

(1) VDRL 试验。阴性:不出现凝集现象。阳性:出现白色凝集颗粒。

(2) RPR 试验。阴性:呈黑色均匀分散沉淀物。阳性:出现黑色凝集块或凝集颗粒。阳性标本半定量检测以出现明显黑色凝集现象的最大稀释倍数作为测定抗体的滴度。

(3) TRUST。阴性:呈粉红色均匀分散沉淀物。阳性:出现粉红色凝集块或凝集颗粒。阳性标本半定量检测以出现明显粉红色凝集现象的最大稀释倍数作为测定抗体的滴度。

2. 梅毒螺旋体抗原血清学试验

(1) ELISA-TP:根据试剂盒说明书进行结果判定。用酶标仪检测各孔吸光度(A)值,在阴性对照和阳性对照的 A 值有效的前提下,计算临界值(cut-off 值)。样品 A 值≥cut-off 值为阳性,样品 A 值＜cut-off 值为阴性。

(2) 胶体金免疫层析试验:出现两条红线为阳性,仅出现 1 条质控红线为阴性,质控红线不出现为无效。

(3) TPPA:一般试剂盒说明书中将出现的凝集现象分为(一)、(±)、(＋)、(＋＋)四种模式。以此先定性判断:若标本与致敏颗粒(最终稀释为 1∶80)反应,显示为(＋),同时与非致敏颗粒(最终稀释为 1∶40)反应,显示为(一),可判定为阳性;阴性是无论未致敏粒子呈现何种反应,只要标本与致敏颗粒(最终稀释度为 1∶80)反应模式为(一)即可判定;半定量判断是阳性标本以出现(＋)的最高稀释倍数作为测定抗 TP 的滴度。

【参考值】未感染 TP 正常健康人以上试验结果均为阴性。

【临床意义】

(1) 非特异性抗体(反应素)的检测可用于有临床症状的梅毒患者的筛查试验和治疗效果的监测。通过滴度检查可判断梅毒预后,阴性说明已痊愈。

(2) 早期感染出现梅毒特异性 IgM 抗体,之后会出现 IgG 抗体。IgM 抗体在治疗后和疾病后期反应减弱,IgG 抗体在治愈后仍会存在,甚至终身阳性。因此,TP 抗体检测为阳性反应只能说明正在感染或既往感染,不能作为梅毒疾病活动与否的判定,也不能作为治疗效果的监测手段,要结合临床进行分析。但梅毒特异性抗体检测的特异性和灵敏度较高,常用于梅毒早期感染的实验室诊断。通常 TPHA、TPPA、ELISA-TP 作为确诊试验,但应与非梅毒螺旋体抗原血清学试验结果结合起来进行诊断。

①VDRL 试验、RPR 试验或 TRUST 为阳性,同时 TPHA、TPPA 或 ELISA-TP 阳性,表明正在感染 TP。

②VDRL 试验、RPR 试验或 TRUST 为阴性,但 TPHA、TPPA 或 ELISA-TP 阳性,表明为既往感染 TP,可终身携带抗体。

实验二十二 幽门螺杆菌血清学检测

【实验概要】

幽门螺杆菌（Helicobacter pylori，Hp）由 Warren 和 Marshall 于 1983 年从慢性胃炎和消化性溃疡患者胃黏膜中分离而得，原名幽门弯曲菌。1989 年 Goodwin 等根据生物学活性、超微结构、核酸杂交试验结果将其归于螺杆菌属，现称幽门螺杆菌。本菌约 67% 的菌株产生细胞空泡毒素（VacA）和细胞毒素相关蛋白 A（CagA），产毒株致病性更强，与胃溃疡、胃癌的发病有密切关系。Hp 感染的实验室诊断方法有很多，如快速脲酶试验，用 ^{13}C、^{14}C 标记尿素的呼气试验，^{15}N-尿氨排泄试验，胃镜活检组织病理检查，聚合酶链反应（PCR）以及 Hp 感染的免疫学检测。

Hp 感染的免疫学检测主要是检测患者血清中的抗体，检测方法主要包括 ELISA、IFA 和 WB。

1. ELISA 有定性试验和定量试验，均采用间接 ELISA 原理。用 Hp 细菌裂解物或重组 CagA 包被聚苯乙烯反应板微孔固相载体，将稀释的待检血清加入包被抗原孔中温育，待检血清中特异性 IgA（或 IgG、IgM）抗体与抗原结合，再加入酶（HRP）标记抗人 IgA（或抗人 IgG、抗人 IgM）抗体，即可在固相上形成 Hp 抗原-抗 Hp（IgA）-酶标记抗人 IgA 的复合物，洗去未结合物，加入底物显色溶液即可呈色，呈色深浅（用吸光度 A 表示）与抗 Hp（IgA）的含量呈正相关。

2. IFA 本法为免疫组化定性、定位试验。固定在载玻片上的幽门螺杆菌与已稀释的待检血清温育后，如果血清中含有抗 Hp 的 IgA、IgG 和 IgM 特异性抗体，即可与 Hp 特异性抗原结合。洗片后加入荧光素标记的抗人 IgA（或抗人 IgG 和 IgM），即可形成 Hp-抗 Hp 抗体（人 Ig）-FITC 标记抗人 Ig 复合物，洗片后在荧光显微镜下观察。

3. WB 本法为抗幽门螺杆菌抗体的特异性确认试验，原理为先用 SDS-PAGE 分离 Hp 各抗原组分，形成按分子质量大小依序排列的蛋白质区带，再转印至硝酸纤维素（NC）膜上，加待检血清与 NC 膜反应，如血清中有抗 Hp，则可与膜条上对应的抗原结合，加入酶标记抗人 IgG（或抗人 IgA）反应后，再加入酶催化的底物显色，膜条上出现呈色的特异性条带，无关的抗原条带则不呈色。

【实验结果】

1. ELISA 按特定试剂盒说明书进行，定性检测以 S/CO≥1.0 为阳性反应，S/CO<1.0 为阴性；定量检测以抗 Hp（抗 CagA）抗体标准品浓度（2 RU/mL、20 RU/mL、200 RU/mL）为横坐标，相应吸光度为纵坐标制作标准曲线。待检血清中抗 Hp（抗 CagA）抗体浓度可依据所测吸光度值从标准曲线得出。

2. IFA 如果存在抗 Hp 抗体，可见涂片中的幽门螺杆菌呈现清晰的弯曲状或颗粒状黄绿色荧光，与阳性对照血清的荧光模式一致；如抗 Hp 抗体阴性，幽门螺杆菌不发荧光。

3．WB　检测结果的判断是根据呈色条带的种类和多少，与试剂盒提供的阳性标准条带即 CagA 带（相对分子质量 120000）、VacA 带（相对分子质量 95000）、VreB 带（相对分子质量 66000）、VreA 带（相对分子质量 26000～33000）、OMP 带（相对分子质量 19000）等进行比较。

【参考值】

1．ELISA　试验定性时正常人血清抗 Hp 抗体阴性；试验定量时各实验室根据自身条件建立自己的参考值。

2．IFA　未感染幽门螺杆菌者抗 Hp 抗体阴性。

3．WB　未感染幽门螺杆菌者抗 Hp 抗体阴性。

【临床意义】

感染 Hp 后，血清中可出现 IgM、IgA 和 IgG 抗 Hp 抗体。感染后数周内 IgM 抗体即会消失，相当长的一段时间后可检出 IgA 抗体，而 IgG 抗体常于 IgM 抗体滴度下降后才升高，且可持续多年。IgA 抗体阳性与胃炎活动性相关。IgG 抗体滴度升高提示为慢性感染，在治疗 6 个月后 IgG 抗体滴度降低表明治疗有效。

实验二十三　TORCH 感染的血清学检测

【实验概要】

TORCH 是一组病原微生物英文名称的首字母缩写，其中 T 代表弓形虫（toxoplasma gondii，Toxo），R 代表风疹病毒（rubella virus，RV），C 代表巨细胞病毒（cytomegalovirus，CMV），H 代表单纯疱疹病毒（herpes simplex virus，HSV），O 指的是其他（others）有关病毒，如 EB 病毒、人类免疫缺陷病毒（HIV）和人细小病毒 B19 等。孕妇在妊娠早期感染这些病原体，均有可能引起胎儿的早产、流产、宫内发育迟滞、畸形、死胎和新生儿死亡等。TORCH 检验除了用于优生优育外，还可用于使用免疫抑制剂治疗如器官移植、肿瘤和自身免疫病等患者的感染监测。

1．弓形虫免疫检测　由刚地弓形虫引起的弓形虫病（toxoplasmosis）是一种全球分布的人兽共患传染病。如果孕妇发生弓形虫感染，可通过胎盘传播给胎儿，可能危及胎儿，比如自然流产、早产或死胎等。如果在妊娠前 3 个月感染弓形虫则可能引起胎儿中枢神经系统的严重损伤，最终导致胎儿死亡；如果在妊娠中 3 个月感染弓形虫，则可能导致婴儿脑积水、智障、精神运动性阻抑、失明和大脑钙化；然而，在妊娠末 3 个月感染弓形虫是最为常见的，此时可能导致婴儿视网膜脉络膜炎和其他眼睛损伤。对中枢神经系统的损伤和潜伏无症状感染最终可致疾病发生。人体感染弓形虫后，一般可产生保护性免疫，先出现 IgM 抗体，后出现 IgG 抗体，特异性 IgG 抗体在临床症状出现后 2～5 个月达到高峰。同时随着免疫应答的进程，抗体亲和力

NOTE

逐步增强。近期感染,IgG 抗体亲和力低,既往感染,则 IgG 抗体亲和力高,因此,抗体亲和力测定可用于区别近期感染和既往感染。1976 年 Voller 等首次应用 ELISA 检测弓形虫特异性 IgM、IgG 抗体。目前,临床已将检测弓形虫特异性抗体作为诊断弓形虫感染的常用指标,广泛应用并有商品试剂盒供应的检测方法为 ELISA 和 CLIA,分别采用捕获法和间接法检测弓形虫 IgM 和 IgG 抗体;另外通过改变或改良弓形虫 IgG 的 ELISA 的检测模式,可用于测定弓形虫 IgG 抗体亲和力,原理是同时检测双份标本,其中一份经尿素处理分离低亲和力抗体,计算两个终点滴度比值,以百分数表示。

2. 风疹病毒免疫检测 风疹病毒(RV)属披膜病毒科风疹病毒属,为单链正股 RNA 病毒,是引起风疹的病原体,经呼吸道传播。妊娠 4 个月内的妇女若被感染,病毒可通过胎盘感染胎儿,引起先天性风疹综合征(congenital rubella syndrome,CRS),导致胎儿器官缺损或畸形,如新生儿先天性白内障、先天性心脏病、先天性耳聋等。人感染 RV 后能产生特异性抗体,获终身免疫力。最初出现抗风疹病毒 IgM 抗体,在感染后两周血清效价达到高水平,之后持续存在 1～2 个月。特异性 IgG 抗体一般晚于 IgM 一周产生,IgG 会在出现感染症状后 6～10 周内快速升高以达到平稳状态,随后逐渐降低至一定水平(15～200 IU/mL),并终身存在。完全无症状的再次感染通常会伴随特异性 IgG 水平适当升高。特异性风疹 IgM 和 IgG 抗体的常用检测方法主要为 ELISA 和 CLIA。检测风疹 IgM 抗体多采用捕获法和间接法,IgG 抗体常采用间接法。

3. 巨细胞病毒免疫检测 巨细胞病毒(cytomegalovirus,CMV)是人类先天性病毒感染最常见病原体之一。人类对 CMV 普遍易感,初次感染多在 2 岁以下,常呈隐性感染,但可长期带毒成为潜伏感染。当宿主的免疫功能发生变化,如怀孕、重大疾病、免疫抑制治疗、精神压力等,潜伏病毒的复制便被激活(继发性感染)。妊娠妇女感染 CMV 可通过胎盘感染胎儿,引起 CMV 宫内感染,可侵犯胎儿的神经系统及肝、肾等多种器官,严重者可导致死胎或流产;先天性感染的婴儿中,不到 5％婴儿在新生儿期出现临床症状,严重程度不等。少数有症状的新生儿死于并发症,大多数能够存活,但伴有神经系统损伤症状。进行免疫抑制治疗的患者(器官移植患者、艾滋病患者、淋巴恶性增生患者或癌症患者),CMV 感染会因为病毒扩散或侵入内脏产生严重的症状,包括脾大、肺炎、溶血性贫血症、心肌炎和脑炎。CMV 感染对这类患者可能是致命的。人感染 CMV 后,同样会激发机体的免疫应答而产生特异性抗体,同样是先出现 IgM 特异性抗体,然后是 IgA 和 IgG。应用免疫学技术检测特异性抗体,不仅有助于区别先天性感染或获得性感染,而且有助于区别急性感染或既往感染。检测 CMV 抗体的方法较多,包括补体结合试验(complement fixation test,CFT)、间接血凝试验、免疫荧光试验、免疫印迹试验、ELISA 和放射免疫分析等。最常用的是有商品试剂盒供应的 ELISA,其次是 CLIA,可检测抗 CMV IgM、IgA、IgG 抗体。目前临床主要检测抗 CMV IgM、IgG 抗体以及 IgG 抗体亲和力。

4. 单纯疱疹病毒免疫检测 单纯疱疹病毒(herpes simplex virus,HSV)是疱疹病毒的典型代表,在感染急性期发生水疱性皮疹即所谓单纯疱疹病毒。HSV 属于 α 疱疹病毒亚科,DNA 病毒,包括 HSV-1 和 HSV-2 两型。HSV 常存在于感染者唾液中,主要通过分泌物、直接密切接触以及性接触而传播,器官移植、输血或血液制品也可传播。HSV 在人群中感染较普遍,通常是隐性感染,但也可能是全身性严重感染。HSV-1 主要感染口、眼、唇的皮肤和黏膜,也可侵犯其他器官。HSV-2 一般与外生殖器和新生儿感染有关。HSV-2 可通过胎盘感染胎儿,导致胎儿畸形、孕妇流产等;孕妇生殖道疱疹可于分娩时传染胎儿,引起新生儿疱疹。人感染 HSV 后,一周后可检测到 HSV IgM 抗体,一般 HSV IgM 抗体的存在表示近期感染或复发感染。原发性感染 2~3 周后,患者体内一般会出现特异性 IgG 抗体,但几个月后其滴度会下降,而复发感染的患者滴度不会增高。通过对 IgG 的检测可评估患者的免疫状态并且提供 HSV 既往感染的血清学证据。抗 HSV-1 或 HSV-2 抗体血清转化可帮助诊断近期(原发性或继发性)HSV 感染。检测 HSV 的方法有补体结合试验、中和试验、免疫荧光试验、ELISA 和 CLIA 等。临床最常用 ELISA 和 CLIA。检测抗 HSV-1 和 HSV-2 IgM 抗体通常采用捕获法或间接法,检测 IgG 抗体采用间接法。

【结果判定】

ELISA:按照试剂盒说明书的结果判定要求进行,一般原则为首先判定阴性对照、阳性对照、校准物和(或)质控品检测值是否符合试剂盒说明书要求,然后计算临界值 COV 值,最后计算待检样本 S/CO 值,判定结果。样本 S/CO 值≥1.0 时结果为阳性反应,样本 S/CO 值<1.0 时结果为阴性。

CLIA:检测通常为定量检测,以 IU/mL 表示结果,不同的试剂检测下限会略有不同。结果判定具体按所使用的试剂盒说明书进行。

弓形虫 IgG 抗体亲和力计算时不同试剂的计算公式会有所不同。一般依据亲和力检测孔、对照孔、标准品的检测值来计算,亲和力<50% 为低亲和力,表明为近期感染(少于 12 周)。

【参考区间】未感染过 TORCH,抗体应为阴性或低于检测下限。

【临床意义】

(1) 每个检查项目都包括 IgM 和 IgG 两个指标。

①IgM 抗体阳性提示近期感染,对胎儿影响较大。IgM 的数值越高,说明感染的时间越近,越有可能导致高风险的宫内感染。由于母体 IgM 抗体不能通过胎盘,故在新生儿体内查到特异性 IgM 抗体则提示其有先天性感染。

②IgG 抗体为既往感染的指标。如果 IgG 抗体值升高,说明孕妇曾经感染过病毒,但现在已经痊愈,对胎儿影响不大,需要注意的是,如果做 TORCH 测试时是孕中期,即孕 12 周后,IgG 抗体值的升高只能表示此时没有感染,并不表示孕早期没有被感染。至于孕 3 个月或更早之前有感染时对胎儿有无影响,不易判断。建议孕妇,尤其是家中有宠物的孕妇,一定要在孕前或妊娠早期尽早进行该项检查。

(2) 检测特异性的低亲和力 IgG 抗体的目的是验证在特异性 IgG 抗体阳性的情况下,是否为近期感染。其基本原理:机体感染病原体后,初次免疫应答后产生的抗体,通常为低亲和力(有功能的亲和力)抗体,经过数周或数月后,经过亲和力成熟的过程而成为高亲和力抗体。在免疫测定中,临床标本中加入尿素或其他变性剂,不能耐受尿素等变性剂作用的抗体则为低亲和力抗体,该类抗体的出现反映的是急性或近期感染。特异性 IgG 抗体亲和力的测定可排除患者前 4～5 个月内发生的感染,其对第 1 个月的特异性 IgM 和 IgG 均阳性的妊娠妇女尤其有用,如果此时特异性 IgG 为高亲和力,则说明为孕前感染,怀孕前感染对胎儿影响不大。但特异性 IgG 抗体亲和力测定结果也有一定的局限性,即由于低亲和力抗体有可能持续达 1 年之久,因此,在 IgM 抗体存在的同时,其并不一定意味着近期感染。有些患者会出现临界或"灰区"结果,出现此类情况时,可与其他血清学试验(检测特异性 IgA 和 IgE)一起作为近期感染的确认试验,单独检测不能作为确证检测。

(3)对风疹病毒 IgM 抗体和 IgG 抗体的准确检测将会为诊断和随访风疹病毒急性感染,评估育龄妇女的免疫状态,以及为可疑育龄妇女选择适当的预防措施提供基本手段。抗风疹病毒 IgM 抗体在发病后 2～5 天即可测出,6～25 天检出率可达高峰,常用于风疹急性期或新近感染的诊断。风疹病毒 IgG 抗体用于调查既往感染。此外,现在已经能够生产出风疹病毒疫苗,风疹病毒 IgG 测试则可更广泛地用于确定在疫苗接种后受者的血清转换状态。鉴于技术上的原因和生物学上的交叉反应,对阳性结果的意义应结合临床综合判断,孕妇不能仅以此抗体阳性反应作为终止妊娠的依据。

(4)单纯疱疹病毒的免疫检测临床意义:35％的儿童到 5 岁时具有 HSV-1 型病毒的抗体,80％的成人到 25 岁时具有特异性抗 HSV-1 型病毒的抗体。由于 HSV-1 和 HSV-2 具有相同的抗原决定簇,这两种病毒的抗体可能会发生交叉反应,因此尽管体内有抗 HSV 抗体,但这两种类型的病毒也会经常复发。

(张美英)

NOTE

第九章 自身免疫性疾病的免疫学检测

自身免疫性疾病(autoimmune disease,AID)是自身免疫应答过强或持续时间过久,所产生的自身抗体和(或)自身致敏淋巴细胞对表达自身靶抗原的细胞和组织发动攻击,导致损伤或功能障碍,并出现相应临床症状。AID根据自身抗原不同分为器官特异性AID和器官非特异性AID。

实验二十四 类风湿关节炎相关检测

一、类风湿因子检测

【实验概要】

类风湿因子(rheumatoid factor,RF)是以变性IgG为目标抗原的自身抗体,主要出现在类风湿关节炎(rheumatoid arthritis,RA)患者体内,无种属特异性。RF与正常IgG结合能力差,但容易与变性IgG(免疫复合物中的IgG或聚合IgG)发生抗原抗体反应。

检测RF对患者的RA的诊断、分型和疗效观察有非常重要的意义。常用胶乳凝集试验和免疫比浊法测定患者血清中类风湿因子。也可以采用ELISA间接法或双抗原夹心法进行测定。

【实验结果】

1. 胶乳凝集试验 肉眼观察出现凝集者为阳性(RF≥20 U/mL),无凝集出现者为阴性(RF<20 U/mL)。半定量试验1:2稀释血清出现凝集为40 U/mL;1:4稀释血清出现凝集为80 U/mL;1:8稀释血清出现凝集为160 U/mL,以此类推,直至阴性结果。

2. 免疫比浊法 可进行定量分析。

3. ELISA 可进行定量分析。

【参考值】

(1)胶乳凝集试验测定正常人血清中类风湿因子为阴性(RF<20 U/mL)。

(2)免疫比浊法测定正常人血清中RF<20 U/mL。

(3)ELISA测定正常人血清中RF<20 U/mL。

【临床意义】

(1)RA患者RF阳性检出率为70%~90%,RF阴性不能排除RA诊断。

（2）检出高效价 RF 也可能是其他自身免疫病，如系统性红斑狼疮、亚急性细菌性心内膜炎、干燥综合征、混合型结缔组织病、2 型混合性冷球蛋白血症、肾移植、慢性活动性肝炎，多种细菌、真菌、螺旋体、寄生虫、病毒感染等。因此 RF 阳性时应结合临床进行综合分析。

二、抗环瓜氨酸肽抗体检测

【实验概要】

抗环瓜氨酸肽抗体是以合成的环瓜氨酸多肽（cyclic citrullinated peptide，CCP）为抗原产生的自身抗体，对 RA 具有较高的灵敏度和特异性，是 RA 早期诊断的一个高度特异指标。检测抗 CCP 抗体常使用人工合成的环瓜氨酸肽段包被聚苯乙烯反应板的 ELISA 间接法。

【实验结果】

定性试验以待检血清与阴性对照吸光度比值（P/N）$\geqslant 2.1$ 判断为阳性。定量试验以酶标仪自动绘出标准曲线并直接打印实验结果。

【参考值】

1. 定性试验 正常人血清抗 CCP 抗体为 $P/N < 2.1$。

2. 定量试验 按试剂盒说明书或建立室内参考值，多数实验室及试剂盒规定正常人血清中抗 CCP 抗体 < 2 U/mL（供参考）。

【临床意义】

抗 CCP 抗体的检测对 RA 的诊断有高度的特异性，并可用于 RA 的早期诊断。现认为抗 CCP 抗体对 RA 的诊断灵敏度为 $50\% \sim 78\%$，特异性为 96%，早期患者阳性率高达 80%。患者中抗 CCP 抗体阳性比阴性的人易造成骨关节损害。

三、抗角蛋白抗体检测

【实验概要】

抗角蛋白抗体（anti keratin antibody，AKA）又称为抗丝聚蛋白抗体（anti-filaggrin antibody，AFA）或抗角质层抗体（anti-stratum corneum antibody，ASCA）。AKA 主要见于类风湿关节炎患者，其阳性率为 $30\% \sim 55\%$，特异性可达 $95\% \sim 99\%$。AKA 的检测常采用间接免疫荧光显微技术（indirect immunofluorescence microscopy，IIFM）进行。

【实验结果】

IIFM 的阳性结果可见荧光素标记的抗人抗体与结合在生物基质上的抗体反应，形成荧光显微镜下所观察到的特异性荧光模式；如未见特异性荧光，则为阴性。

【参考值】

IIFM 测定正常人血清中 AKA 阴性。

【临床意义】

在非类风湿关节炎的自身免疫病患者，AKA 的阳性检出率极低。AKA 与 RF 在诊断 RA

时具有显著的相关性。由于 AKA 的出现常先于疾病的临床表现,因此 AKA 对于早期诊断 RA 具有重要的临床意义,如与 RF 联合检测,能进一步提高对 RA 的诊断及鉴别诊断。

AKA 是判断 RA 预后的一个标志性抗体,特别是高滴度 AKA 的 RA 患者,常提示疾病较为严重。应注意的是 AKA 的灵敏度较低,AKA 阴性不能排除 RA 的诊断,AKA 与 RF 也不是平行出现,AKA 阳性者 RF 可为阴性,而 RF 阳性且高滴度者,AKA 亦可为阴性。

实验二十五 其他自身抗体检测

一、抗核抗体检测

【实验概要】

抗核抗体(antinuclear antibody,ANA)是以真核细胞的各种核成分为目标抗原的一组自身抗体的总称,最常出现于自身免疫性风湿病(结缔组织病)患者血清中。ANA 主要是 IgG,针对的细胞核抗原无种属特异性和器官特异性,主要存在于血清中。间接免疫荧光显微技术(IIFM)是目前广泛采用进行总 ANA 检测的最有效方法和"金标准",也可以采用 ELISA 间接法。

【实验结果】

1. 标记物为异硫氰酸荧光素　荧光显微镜下抗核抗体结合的细胞核呈黄绿色,胞质不发荧光,根据细胞核荧光图像,可区分为四种核型。①均质(homogeneous)型:又称弥散型,核呈均匀一致的荧光。②核仁(nucleolar)型:仅核仁着染荧光或核内呈现块状荧光。③周边(peripheral)型:又称核膜(membranous)型,细胞核周围呈现荧光,而核的中心部位荧光相对较暗。④颗粒(particle)型或斑点(speckled)型:细胞核内呈现颗粒状荧光。

2. 标记物为辣根过氧化物酶　ELISA 定性试验以 $P/N \geqslant 2.1$ 判断为阳性。定量试验以酶标仪自动绘出标准曲线并直接打印实验结果。

【参考值】

(1) IIFM 法测定正常人血清中 ANA 阴性(不同试剂盒判定阳性的滴度不同,有的定为>1∶40,有的定为>1∶80,有的则定为>1∶100,请参照说明书)。

(2) ELISA 定性试验以 $P/N \geqslant 2.1$ 判断为阳性。定量试验参照试剂盒说明书参考值或建立室内参考值,多数实验室及试剂盒测定正常人血清中 ANA<40 U/mL。

【临床意义】

判定荧光染色图谱时,选用 40 倍物镜观察。荧光染色图谱只有相对的参考意义,不能据此做出某种 ANA 的肯定判断。

已证实 ANA 对很多自身免疫性疾病有诊断价值。在不同疾病中,特别是风湿性疾病,其抗体谱有一定的特异性。美国风湿病学会将 ANA 阳性列为系统性红斑狼疮的诊断标准之一。

NOTE

二、抗双链 DNA 抗体检测

【实验概要】

抗 DNA 抗体可分为两种基本类型:抗双链 DNA(double-stranded DNA,dsDNA)抗体和抗单链(single-stranded DNA,ssDNA)抗体。除采用间接免疫荧光显微技术(IIFM)测定抗 dsDNA 抗体外,也可采用 ELISA 间接法。

【实验结果】

(1) IIFM 的阳性结果可见,绿蝇短膜虫动基体呈现均质型或周边型荧光,或动基体与核都发荧光;只有核发荧光而动基体无荧光或整体无荧光,则为阴性。

(2) 待检血清与阴性对照吸光度比值(P/N)$\geqslant$2.1 判断为阳性。

【参考值】

(1) IIFM 测定正常人血清中抗 dsDNA 滴度<1∶10。

(2) 正常人血清中抗 dsDNA 的 P/N<2.1。

【临床意义】

(1) 抗 dsDNA 抗体是 SLE 最重要的标志性自身抗体,美国风湿病学会已将抗 dsDNA 抗体阳性列为 SLE 诊断标准之一。

(2) 抗 dsDNA 抗体对 SLE 特异性很高,高滴度抗 dsDNA 抗体提示 SLE 处于活动期。

三、抗核小体抗体检测

【实验概要】

抗核小体抗体(anti-nucleosome antibody,AnuA)是针对天然的核小体以及核小体亚结构(H2A-H2B)DNA 起作用的自身抗体。抗核小体抗体的形成先于抗 dsDNA 抗体的产生,因而该抗体可能是 SLE 比较早期的一个指标。检测 AnuA 最常用 ELISA。

【实验结果】

1. 定性试验 待检血清与阴性对照血清 $P/N$$\geqslant$2.1 判断为阳性。

2. 定量试验 以 AnuA 标准血清测定值绘制标准曲线,直接打印出结果。

【参考值】

1. 定性试验 正常人血清中 AnuA 的 P/N<2.1。

2. 定量试验 正常人血清中 AnuA<25 U/mL(供参考)。

【临床意义】

AnuA 对 SLE 诊断的灵敏度为 60%~80%,特异性为 97%~99%。AnuA 在 SLE 活动期以及狼疮性肾炎患者和 62% 的 SLE 非活动期患者中检测到。尤其是对 SLE 非活动期患者(抗 dsDNA 抗体检出率只有 3.3% 时)有较高诊断意义。

(贾晓晖)

NOTE

第十章 肿瘤免疫学检测

肿瘤免疫学是研究肿瘤及其相关分子的免疫原性、机体对肿瘤的免疫应答、机体的免疫功能与肿瘤发生、发展的相互关系以及肿瘤的免疫学诊断和免疫防治的科学。肿瘤免疫学检测是应用免疫学检测手段对肿瘤抗原等相关标志物进行检验,在肿瘤的早期筛选、辅助诊断、病情监测和预后评估等方面发挥重要作用。

实验二十六 肿瘤标志物检测

肿瘤标志物是指在肿瘤的发生和增殖过程中,由肿瘤细胞本身所产生的或者由机体对肿瘤细胞反应而产生的,反映肿瘤存在和生长的一类物质,包括蛋白质、激素、酶(同工酶)、多胺及癌基因产物等。肿瘤标志物检测是肿瘤免疫学检验的主要内容,肿瘤标志物一般分为胚胎类抗原、糖蛋白类抗原、激素类抗原、酶及同工酶类、特殊蛋白类以及癌基因类等。随着分子生物学技术、人类基因组学和蛋白质组学研究的不断进步,肿瘤标志物检测技术也得到了快速发展,其在肿瘤的早期诊断、治疗、监测、预后判断和肿瘤个体化治疗中的应用也越来越广泛。目前在临床上,肿瘤标志物的检测多采用放射免疫法(RIA)、酶联免疫吸附试验(ELISA)、荧光免疫和化学发光免疫测定(CLIA)。本实验将对一些临床常见肿瘤标志物的检测进行阐述。

一、甲胎蛋白检测

甲胎蛋白(AFP)是胎儿发育早期,由肝脏和卵黄囊合成的一种血清糖蛋白,相对分子质量约为 70000,电泳时位于白蛋白和 α1-球蛋白之间,胎儿出生后不久逐渐消失,通常成人血清中 AFP 的含量极低,但在异常情况下则明显升高。

【实验概要】

AFP 的实验室检测方法主要有 ELISA 和 CLIA,可实现定性或定量的检测。可采用针对不同抗原决定簇的抗 AFP 的双单克隆抗体夹心法来检测人血清中 AFP 含量。一般采用全自动酶免疫分析仪和自动化化学发光免疫分析仪对标本进行检测分析。

【实验结果】

1. 酶免疫分析仪检测 选择波长 450 nm,用空白孔调零,在终止反应后的 10 min 内测定各孔 OD 值;选择曲线定量绘制标准曲线,利用该标准曲线计算待检样品的 AFP 含量。

2. 化学发光免疫分析仪检测 依据化学发光免疫分析仪操作要求,完成标本采集、处理和

NOTE

检测后,直接读取结果数值。

【参考值】

(1) ELISA:健康成人血清 AFP<25 ng/mL。CLIA:健康成人血清 AFP<8.1 ng/mL。

(2) 建议实验室建立自己的正常 AFP 参考值范围。

(3) 各实验室设备不同,检测方法不同,其参考值亦不同,应根据具体情况判定。

【临床意义】

(1) AFP 是胚胎血清中的一种主要蛋白,属于肿瘤相关抗原,主要由胎儿肝细胞合成,出生后急剧下降,新生儿在出生后几个月至一年内降至正常水平(25 ng/mL)。AFP 为单一肽链,相对分子质量 65000～70000。正常妊娠中期 AFP 含量可达 90～500 ng/mL。在畸形妊娠(如无脑儿、脊柱裂)时,孕妇血清 AFP 异常升高;当患有原发性肝癌、畸胎瘤时,血清中 AFP 含量异常升高。正常人血清中 AFP<25 ng/mL。

(2) AFP 可用于高危人群的肝癌普查。上海市曾于 1971—1976 年对 196 万人进行普查,发现肝癌 300 例,其中亚临床肝癌 134 例,约占 44.7%,AFP 测定对早期发现肝癌、尽早治疗意义很大。

(3) 血清 AFP 对肝细胞癌有特异诊断价值,尤其是动态变化测定,如 AFP 连续 4 周阳性(>400 ng/mL),同时 ALT 正常,并且排除其他疾病,可以诊断肝癌,其阳性率可达 60%～80%。除肝细胞癌时 AFP 可显著升高外,妊娠、胚胎癌、睾丸癌、卵巢癌和极少数胃、胰、胆管、结肠直肠癌时 AFP 也可升高,但其绝对值不如肝细胞癌高。慢性肝炎、肝硬化可有 AFP 的分子变异体,亦可有一过性升高。因此血清 AFP 检测结果必须结合临床症状与超声检查才有诊断意义。

(4) AFP 可以用于判断肝细胞癌的分化程度和癌肿的大小。AFP 阳性者以分化程度Ⅱ级及Ⅲ级最高,Ⅰ级及Ⅳ级均低,肝癌坏死程度严重者 AFP 亦低。血清 AFP 浓度亦与肝癌肿瘤的大小有关,小于 3 cm 者 AFP 阳性率仅 25%～50%,4 cm 者 AFP 多达 400 ng/mL 以上,5 cm 时 AFP 常突升高至 700～1000 ng/mL,因此对小肝癌应辅以其他肝癌标志物及超声检测。多发性结节型 AFP 阳性率为 53.8%,巨块型为 62%。

(5) 在各种肝炎及肝硬化时,AFP 可见一过性增高,但经治疗肝功能恢复后,AFP 也随之降至正常。

(6) AFP 还可用于评定手术或其他方法的疗效,判断预后。手术切除彻底者,AFP 在 2 个月内转阴,如遗留残余或局部复发或转移,AFP 多不降至正常或降而复升。

二、癌胚抗原检测

癌胚抗原(carcinoembryonic antigen,CEA)最初发现于成人结肠癌组织中,1965 年由 Gold 首先报道。CEA 是一种结构复杂的可溶性糖蛋白,相对分子质量约为 200000,胚胎期主要存在于胎儿的胃肠道、胰腺和肝脏,出生后明显降低。属于非器官特异性肿瘤相关抗原。正常情

NOTE

况下,CEA 经胃肠道代谢,而肿瘤状态时的 CEA 则进入血液和淋巴循环,引起血清 CEA 异常增高。胃肠道恶性肿瘤时,血清 CEA 水平可见升高,在乳腺癌、肺癌及其他恶性肿瘤发生时,血清 CEA 也有升高。因此,CEA 是一种广谱肿瘤标志物,虽然不能作为诊断某种恶性肿瘤的特异性指标,但在恶性肿瘤的鉴别诊断、病情监测和疗效评价等方面仍具有重要的临床价值。

【实验概要】

CEA 的实验室检测方法主要有 ELISA 和 CLIA。ELISA 主要采用半自动或全自动微孔板式酶标仪对患者血清标本进行定性检测。其原理:采用针对不同抗原表位的两个单克隆抗体分别制备成包被板和酶结合物,利用双抗体夹心法检测血清标本中的 CEA 含量。CLIA 主要采用全自动化学发光免疫分析仪,定量测定人血清中的 CEA。其原理:采用直接化学发光技术的双位点夹心免疫测定法,应用两种抗体,一种在标记试剂中,用吖啶酯标记,一种在固相试剂中,与顺磁性颗粒共价耦合。检测时将待检样品与标记试剂、固相试剂于 37 ℃孵育 7.5 min,分离,吸出并冲洗比色杯,加入酸性试剂和碱性试剂后,以激发化学发光反应。

【实验结果】

1. 酶标仪检测　选择酶标仪波长 450 nm,用空白孔调零,在终止反应后的 10 min 内测定各孔 OD 值;随后采用双对数线性回归拟合方式,建立标准曲线,计算待检样本的 CEA 含量。

2. 化学发光免疫分析仪检测　依据化学发光免疫分析仪操作要求,完成标本采集、处理和检测后,直接读取结果数值。

【参考值】

ELISA:正常人 CEA＜5 ng/mL。CLIA:健康成人血清 CEA＜2.5 ng/mL。

【临床意义】

(1) 血清 CEA 升高主要见于结肠癌、直肠癌、乳腺癌、胃癌、肺癌和胰腺癌等,在其他恶性肿瘤中也可见不同程度升高。

(2) 血清 CEA 连续随访监测,可用于恶性肿瘤手术后的疗效观察及预后判断,也可用于对化疗患者的疗效观察。一般情况下,病情好转时血清 CEA 下降,病情恶化时升高。

(3) 肠道憩室炎、直肠息肉、结肠炎、肝硬化、肝炎和肺部疾病时 CEA 也有不同程度的升高,但阳性率较低。

(4) 非吸烟健康人群中,约有 98% 血清 CEA＜5 ng/mL。吸烟人群中约有 3.9% 血清 CEA ＞5 ng/mL。

三、CA125 检测

糖类抗原 125(carbohydrate antigen125,CA125)于 1981 年由 Bast 等用卵巢囊腺癌细胞系作抗原制成的单克隆抗体 OC125 所发现,是很重要的卵巢癌相关抗原。CA125 是一种大分子多聚糖蛋白,相对分子质量大于 200000,存在于上皮性卵巢癌组织和患者的血清中,主要用于辅助诊断恶性浆液性卵巢癌和上皮性卵巢癌,同时也是卵巢癌手术和化疗后疗效观察的指标,有较高的临床价值。

【实验概要】

CA125 主要采用直接化学发光技术的双位点夹心免疫测定法,用两种单克隆小鼠 CA125 特异性抗体,第一种抗体直接结合到 M11 抗原区,用吖啶酯标记,第二种抗体直接结合到 OC125 抗原区,用荧光素标记。形成的 CA125 免疫复合物可以用单克隆小鼠抗荧光素抗体来捕获,此抗体在固相中与顺磁性颗粒耦合。随后在全自动化学发光免疫分析仪中对人血清标本进行测定。

【实验结果】

化学发光免疫分析仪检测:依据化学发光免疫分析仪操作要求,完成标本采集、处理和检测后,直接读取结果数值,进行分析判断。

【参考值】

CLIA:健康成人血清 CA125<3.5 U/L。

【临床意义】

(1) 卵巢癌患者血清 CA125 水平明显升高,但早期阳性率较低,约为 60%,Ⅲ期阳性率约为 68%,Ⅳ期阳性率为 68%～100%。手术和化疗有效者 CA125 水平很快下降;若有复发,CA125 升高可先于临床症状出现之前。因此,对于疗效观察、预后判断及复发,CA125 是一个非常好的检测指标。

(2) CA125 在非卵巢恶性肿瘤中也有一定的阳性率,如乳腺癌中约 40%,胰腺癌中约 50%,胃癌中约 47%,肺癌中约 41%,结直肠癌中约 34%,其他妇科肿瘤中约 43%。

(3) 非恶性肿瘤,如子宫内膜异位症、盆腔炎、卵巢囊肿、胰腺炎、肝炎、肝硬化等疾病 CA125 也有不同程度升高,但阳性率较低,应注意鉴别诊断。

(4) 在许多良性和恶性胸腔、腹腔积液中发现有 CA125 升高,羊水中也能检出较高浓度的 CA125。

(5) 妊娠的前 3 个月内,孕妇体内 CA125 水平亦可升高。

四、CA19-9 检测

糖类抗原 19-9(carbohydrate antigen 19-9,CA19-9)是于 1979 年 Koprowski 将人的结肠癌细胞株 SW1116 细胞表面分离出来的单唾液酸神经节糖苷酯(monosialoganglioside)作为抗原,制成相应的单克隆抗体 1116-NS-19-9,用此单克隆抗体识别的肿瘤相关抗原即为 CA19-9,其相对分子质量大于 36000。CA19-9 是一种与胰腺癌、胆囊癌、结肠癌和胃癌相关的肿瘤标志物,又称胃肠癌相关抗原(gastrointestinal cancer-associated antigen,GICA)。胚胎期胎儿的胰腺、胆囊、肝、肠等组织中也存在这种抗原,正常人体组织中含量很少,正常人分泌物中(如唾液、精液、乳汁、消化液)中微量存在。目前认为,血清 CA19-9 可作为胰腺癌、胆囊癌等恶性肿瘤的辅助诊断指标,对监测病情变化和复发有重要价值。

【实验概要】

检测 CA19-9 主要采用直接化学发光技术的两步法夹心免疫测定法,该测定使用一种单克隆抗体作为固相试剂和标记试剂,在固相试剂中与顺磁性颗粒共价耦合,在标记试剂中,则采用吖啶酯标记单克隆抗体。检测样本和固相试剂首先在 37 ℃下孵育 7.5 min,然后进行洗涤以去除未结合的过量抗原。再加入标记试剂,与结合了 CA19-9 的固相试剂孵育 20 min,这样可消除测定的中高剂量的钩状效应。

【实验结果】

化学发光免疫分析仪检测:依据化学发光免疫分析仪操作要求,完成标本采集、处理和检测后,直接读取结果数值,进行分析判断。患者样本中存在的 CA19-9 浓度与系统检测的相对光单位量之间存在正比关系。

【参考值】

CLIA:健康成人血清 CA19-9<3.7 U/L。

【临床意义】

(1)胰腺癌、胆囊癌、胆管壶腹癌患者血清 CA19-9 水平明显升高,尤其是对于胰腺癌的诊断,其灵敏度为 70%～95%,特异度为 72%～90%,是重要的辅助诊断指标。

(2)CA19-9 在胃癌中的阳性率约为 50%,结肠癌中阳性率约为 60%,肝癌中阳性率约为 51%。

(3)急性胰腺炎、胆囊炎、胆汁淤积性胆管炎、肝硬化和肝炎等疾病患者中 CA19-9 也有不同程度升高,应注意与恶性肿瘤的鉴别诊断。

五、CA15-3 检测

糖类抗原 15-3(carbohydrate antigen 15-3,CA15-3)是 Kufe、Hilkens 等在 1984 年发现的,是一种相对分子质量大于 400000 的糖蛋白,属乳腺癌相关抗原。可用一对单克隆抗体(MAb115D8 和 MAbDF3)进行双抗体夹心法来识别,对乳腺癌的诊断和术后随访监测有一定临床应用价值。

【实验概要】

检测 CA15-3 主要采用直接化学发光技术的双位点夹心免疫测定法,该测定使用两种单克隆小鼠 CA15-3 特异性抗体,一种作为标记试剂用吖啶酯标记,另一种作为耦合试剂用荧光素标记。固相试剂包括与顺磁性颗粒共价耦合的纯化单克隆鼠俘获抗体。检测样本同时用耦合试剂和固相试剂孵育。孵育后,洗涤掉免疫复合体,加入标记试剂,再孵育,然后重新洗涤,此两步方案可消除检测中的高剂量钩状效应。

【实验结果】

化学发光免疫分析仪检测:依据化学发光免疫分析仪操作要求,完成标本采集、处理和检测后,直接读取结果数值,进行分析判断。患者样本中存在的 CA15-3 浓度与系统检测的相对

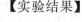

光单位量之间存在正比关系。

【参考值】

CLIA:健康成人血清 CA15-3<2.5 U/L。

【临床意义】

(1) 乳腺癌患者中常有 CA15-3 水平升高,但在乳腺癌早期阳性率仅有 30%,转移性乳腺癌阳性率可达 80%。在欧洲国家 CA15-3 测定作为原发性乳腺癌的辅助诊断指标,也是术后随访、监测肿瘤复发和转移的指标。CA15-3 和 CEA 联合检测,可提高乳腺癌检测的灵敏度。

(2) 其他恶性肿瘤,如肺癌、肾癌、结肠癌、胰腺癌、卵巢癌、子宫颈癌、原发性肝癌等,CA15-3 水平也有不同程度升高。

(3) 肝脏、胃肠道、肺、乳腺、卵巢等的非恶性肿瘤,CA15-3 也有不同程度的阳性率,但一般低于 10%。

(4) CA15-3 对蛋白酶和神经酰胺酶很敏感,因此血清标本应避免微生物的污染,以免影响测定结果。

六、血清铁蛋白检测

铁蛋白(ferritin)是一种由铁分子与去铁铁蛋白结合形成的化合物,是一种含铁最丰富的蛋白。铁蛋白可存在于许多体细胞中,但主要分布在肝脏、脾脏、骨髓以及网状内皮细胞中。铁蛋白在铁的吸收、蓄积和释放中起着重要的作用,是判断体内是否缺铁的敏感指标。癌细胞具有较强的铁蛋白合成能力,因此可作为非器官特异性肿瘤标志物。

【实验概要】

血清铁蛋白测定采用直接化学发光技术的双抗体夹心法。测定中使用恒定数量的两种抗铁蛋白抗体。第一种抗体存在于标记试剂中,是一种带有吖啶酯标记的羊多克隆抗铁蛋白抗体。第二种抗体存在于固相试剂中,是一种与顺磁性颗粒共价结合的鼠单克隆抗铁蛋白抗体。应用全自动化学发光免疫分析仪,将检测样本与标记试剂、固相试剂于 37 ℃共孵育 7.5 min,分离洗涤复合体,然后加入酸性试剂和碱性试剂,激发化学发光反应。

【实验结果】

化学发光免疫分析仪检测:依据化学发光免疫分析仪操作要求,完成标本采集、处理和检测后,直接读取结果数值,进行分析判断。患者样本中的铁蛋白含量与系统所检测的相对光单位数量成正比关系。

【参考值】

CLIA:健康成人血清铁蛋白范围为 21.8~274.6 ng/mL。

【临床意义】

(1) 血清铁蛋白增高可见于肝癌、白血病、淋巴瘤、肺癌和乳腺癌等恶性肿瘤。

(2) 各种炎症感染、肝硬化、肝坏死和急性心肌梗死早期等,血清铁蛋白含量亦可增加。

（3）铁蛋白在血清中的含量很低，其浓度和人体中铁的蓄积数量成正比。应结合其他指标如血清铁、铁结合能力以及组织中铁蓄积等进行分析，血清铁蛋白浓度对于诊断缺铁性贫血、慢性感染性贫血、地中海贫血及与铁过量有关的血色病等疾病很有价值，测定血清铁蛋白浓度对于分辨那些由于储铁能力低下而非铁利用不充分而引起的缺铁性贫血特别有价值。

（李海侠）

主要参考文献

ZHUYAOCANKAOWENXIAN

［1］ 尚红,王毓三,申子瑜.全国临床检验操作规程［M］.4 版.北京:人民卫生出版社,2015.

［2］ 王晓娟,徐军发,徐霞.临床免疫学检验实验［M］.武汉:华中科技大学出版社,2014.

［3］ 刘辉.临床免疫学检验技术实验指导［M］.北京:人民卫生出版社,2015.

［4］ 吴俊英,陈育民.临床免疫学检验［M］.武汉:华中科技大学出版社,2014.

NOTE

彩图

CAITU

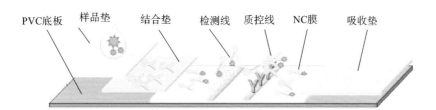

PVC底板　样品垫　结合垫　检测线　质控线　NC膜　吸收垫

层析方向

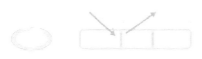

PCT　荧光微球　PCT标记抗体　PCT包被抗体　羊抗鼠 IgG

彩图 12-5　荧光免疫层析试验原理

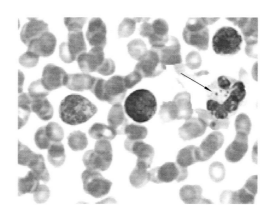

彩图 13-3　中性粒细胞吞噬功能测定

（瑞氏染色，×1000，箭头所指为中性粒细胞吞噬的葡萄球菌）

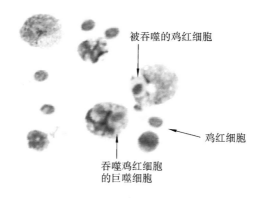

被吞噬的鸡红细胞

鸡红细胞

吞噬鸡红细胞
的巨噬细胞

彩图 14-1　小鼠腹腔巨噬细胞吞噬鸡红细胞实验（瑞氏染色）